しっかりわかる

ワクチンと免疫の基礎知識

アメリカ国立研究機関博士研究員
ウイルス免疫学者
峰 宗太郎 監修

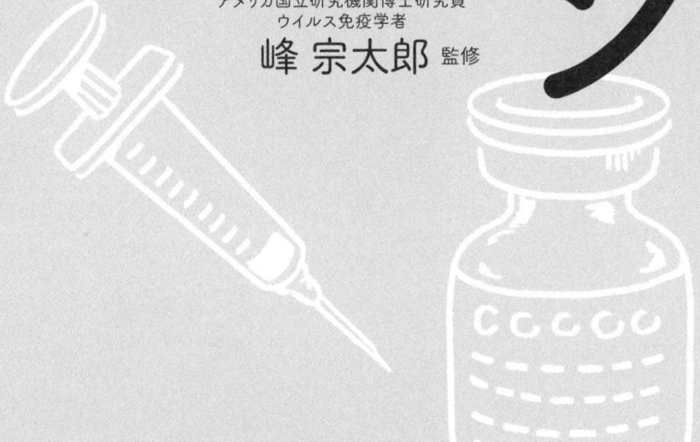

はじめに

新型コロナウイルス感染症（COVID-19）の流行で、切り札として登場したワクチンに注目が集まりました。世界的な流行（パンデミック）を、ワクチンで抑え込んで終息へ導いていける可能性が高いことが、だんだんと知られるようになってきました。

ワクチンはウイルス感染症などの感染症を予防する医薬品として非常に優れたもので、人類の大きな発明といえるでしょう。ワクチンの登場によって多くの人の命が守られてきました。かつては太刀打ちできなかった感染症を抑えるために、人類にとって重要な武器の１つとなっているのです。

そんなワクチンですが、みなさんはワクチンについてどのようなことをご存じでしょうか。実際には多くの方が子どものころから受けている、とても身近な医療なのですが、興味をもって調べてみたことのある方はどのぐらいいらっしゃるでしょうか。新型コロナウイルス感染症の流行とワクチンの登場によって、その仕組みや効果だけでなく、どのように発明され、開発と発展をしてきた医薬品かということに興味をもたれている方も多くいらっしゃると思います。

ちまたでは、ワクチンに関連していると思われる書籍は見られますが、ワクチンについて、開発の歴史や仕組みをわかりやすく、初歩から丁寧に解説した本はあまり見かけません。そこで、ワクチンと免疫について広く、かつ、わかりやすく解説する本を企画することになりました。

本書では、ワクチンの開発の歴史や仕組みからはじめ、日本で打たれている様々なワクチンを、最新の新型コロナウイルスワクチンも含めて、簡単に見渡してみたいと思います。どの項目も難しすぎることのないように構成しています。

医療や公衆衛生は、その利益をうける私たち一人ひとりがある程度理解をして納得して選択することが非常に重要です。ワクチンは予防を通じて公衆衛生に深く関わっていますし、実際にとても身近な医療です。さらには現代の様々な論点のある話題にもつながっています。

是非、ワクチンと免疫について基本的なことから知っていただき、これをきっかけとして予防や医療についても考えていただきたいと思っています。

峰 宗太郎

CONTENTS

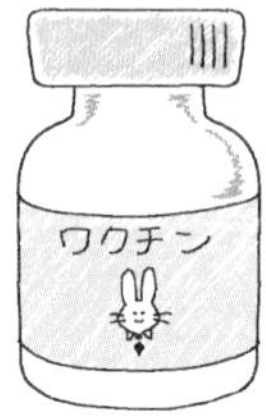
ワクチン

第3章

子どもたちとワクチン

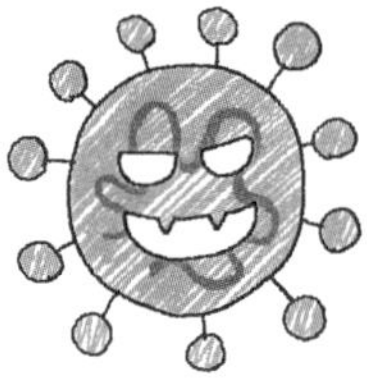

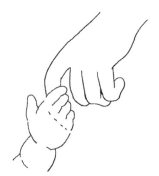

第4章

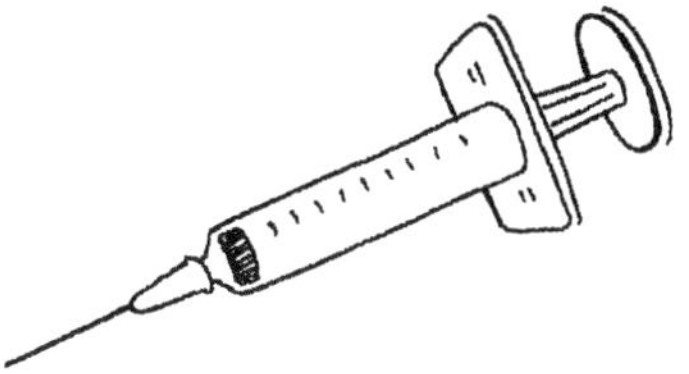

第5章

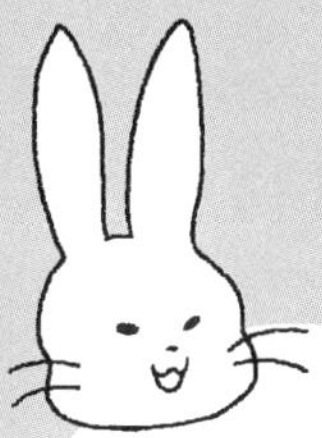

第1章

ワクチンとは?
免疫とは?

1 世界で最初のワクチン——天然痘を根絶させた

天然痘(てんねんとう)は命を奪う怖い病気だった

かつて「天然痘」という病気がありました。高熱が出て全身に膿疱(のうほう)ができる病気で、死亡率が 20 〜 50%と高く、命が助かっても皮膚に痘痕(とうこん)が残り、失明などの後遺症もある怖い病気です。この病気をなんとかしようと、**世界で最初のワクチンを作ったのが、イギリス人医師のエドワード・ジェンナー**でした。

酪農地帯で育ったジェンナーは、農村の女性から「牛痘(ぎゅうとう)にかかった人は、もう天然痘にかかることはない」という話を聞きます。そこで、ジェンナーはある方法を思いついたのです。

牛痘にかかった人の膿疱の膿(うみ)によって天然痘を予防

牛痘は天然痘に似た牛の病気で、人間にも感染しますが、人間には弱い毒性しか示しません。そこで、**牛痘にかかった人の膿疱の膿を調製して、健康な人に接種してみました。すると、その人はもう天然痘にかからなかった**のです。ジェンナーは、この「牛痘接種法」を論文にまとめて発表しました。1796 年のことです。

その後、天然痘ウイルスの同属ウイルスを弱毒化して作られたワクチンが世界中に普及し、多くの命を救いました。ワクチンとは、体に備わっている免疫の働きを利用して感染症を予防する薬剤です。そして、ジェンナーの論文発表から 200 年近く経った 1980 年、WHO（世界保健機関）は天然痘の根絶を宣言したのです。

→弱毒化 MEMO

病原体（ウイルスや細菌など）の毒性を弱めて、病気を起こす力を失わせること。

ジェンナーが作った 世界で最初の天然痘ワクチン

牛痘にかかった **牛**

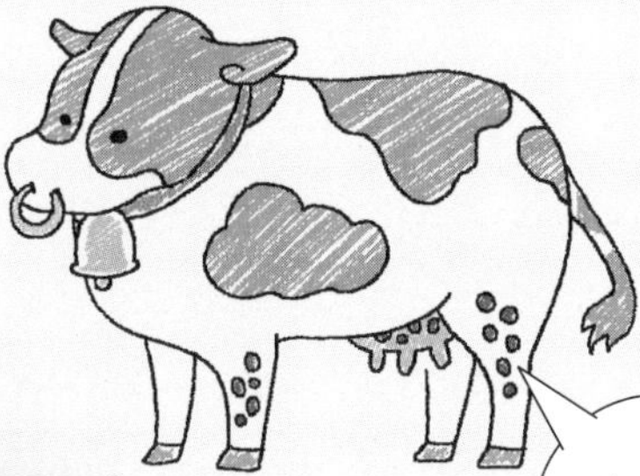
牛痘に感染

以前から、牛痘にかかった酪農家たちは、もう天然痘にかからないといういい伝えがあった

感染

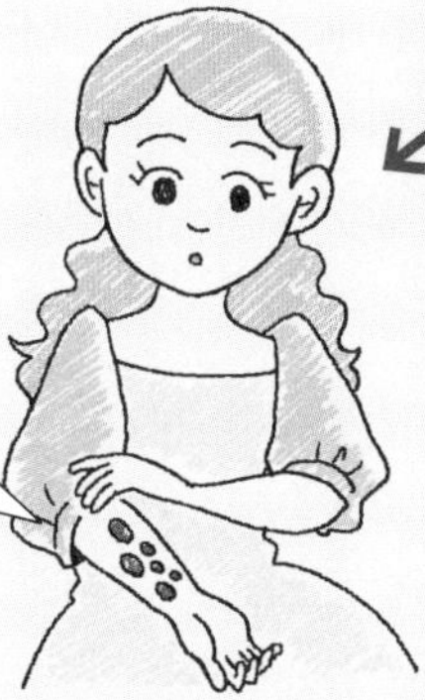
牛痘に感染

牛痘にかかった **女性**

ジェンナーは牛痘にかかった女性の膿疱の膿を調製して、8歳の男の子に接種

接種

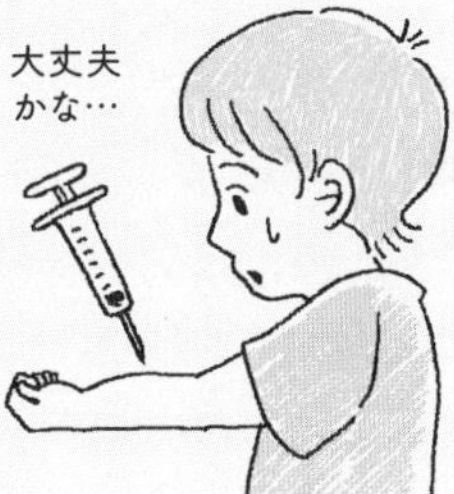
大丈夫かな…

男の子 天然痘にかからなかった

その男の子に天然痘を接種してみたが、天然痘にかからなかった！

その後

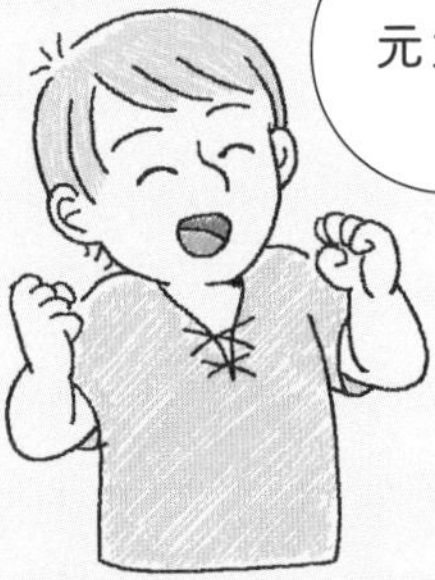
元気だ！

その後、この接種法はイギリスから世界中に広まりました

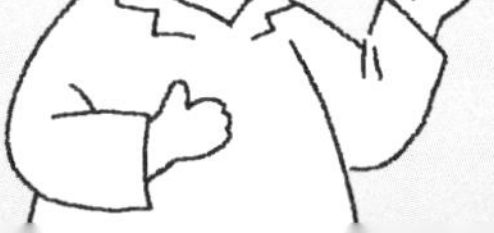

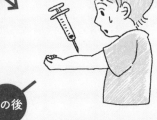

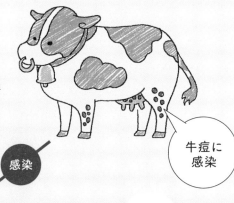

2 免疫とは「二度なし」のこと――一度かかった病気にはかからない

「二度なし」が起こる理由はわからなかった

麻疹（ましん）や水痘（すいとう）も、天然痘のような病気も、「**一度かかったら二度はかからない**」ということを、人類はいつとは特定できないほど、遠い昔から知っていました。ただ長い間、この「二度なし」という現象を、病気の予防に活用することはできていませんでした。

それに最初に成功したのが、牛痘接種法によって天然痘を予防したジェンナーです。ただ、彼にはなぜ「二度なし」という現象が起こるのかは、わかっていませんでした。それを研究することで、免疫学は進歩していくことになります。

免疫学はパスツールから始まった

ジェンナーの牛痘接種法の発表から80年余り後、**「二度なし」が普遍的に起こる現象であることを確認し、学問として成立**させたのは、**「免疫学の父」と呼ばれるフランスの生化学者ルイ・パスツール**でした。彼はこの現象を「二度なし現象」と呼びましたが、これが「免疫」のもともとの意味なのです。

「免疫」という言葉には「疫病を免れる」という意味がありますが、まさに「二度なし現象」で疫病を免れるのが免疫の働きなのです。免疫学は、「二度なし現象」がなぜ起こるのかを追究し、次々と明らかにしてきました。それにともなってワクチンも進歩したのです。

パスツールによるワクチンの誕生

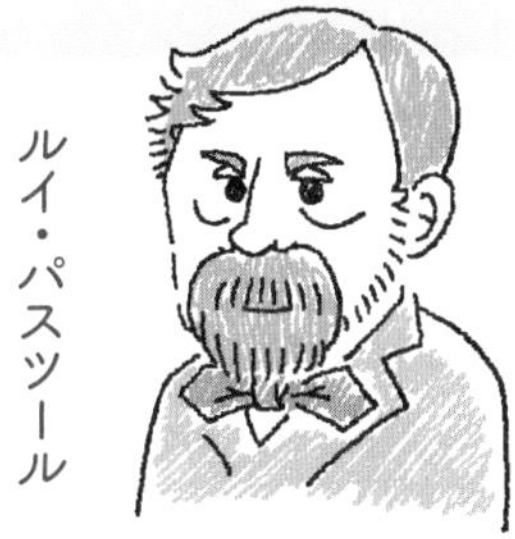
ルイ・パスツール

フランスの生化学者、細菌学者。ニワトリコレラ、炭疽菌、狂犬病のワクチンの開発に成功し、「ワクチン」と命名し、ワクチンを打って体の中に免疫を作る「予防接種」を世に広める

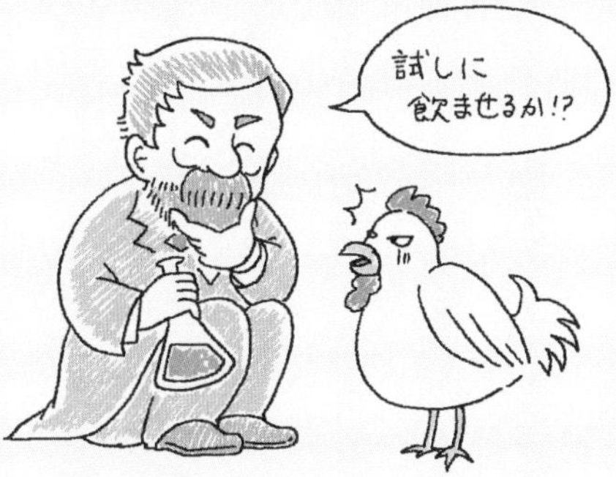
試しに
飲ませるか!?

❶ 放置したニワトリコレラ菌の培養液を飲ませる

三ヵ月放置したニワトリコレラ菌の培養液を、試しにニワトリに飲ませた

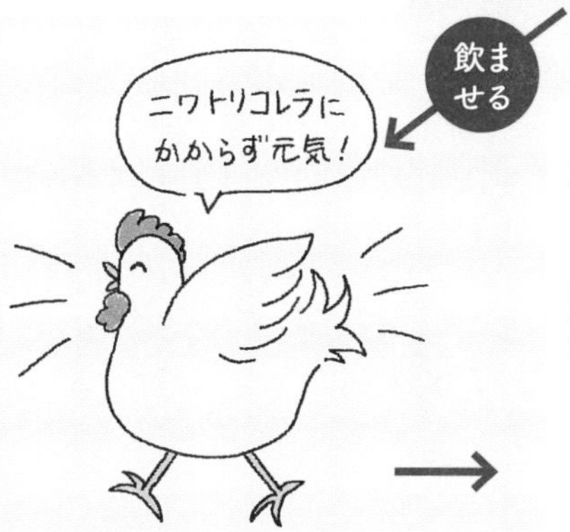
飲ませる
ニワトリコレラに
かからず元気！

❷ ニワトリコレラにかからないニワトリ

通常、新鮮なニワトリコレラ菌の培養液を飲んだニワトリはすぐに死んでしまうのだが、放置した培養液を飲んだニワトリは新鮮な培養液を飲んでもピンピンしていた

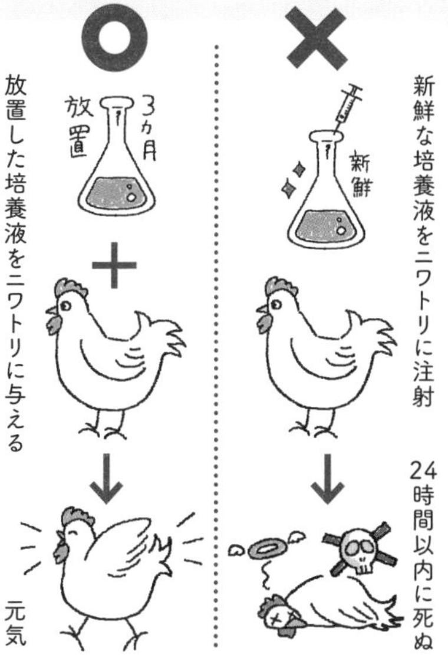
○
放置した培養液をニワトリに与える
放置
3ヵ月
＋
元気
×
新鮮な培養液をニワトリに注射
新鮮
24時間以内に死ぬ

❸ 比較試験を実施

あらためて、放置した培養液を飲ませたニワトリと、何もしていないニワトリに強い菌を注射。すると、何もしていないニワトリは全滅し、放置した培養液を飲んだニワトリは生き残った

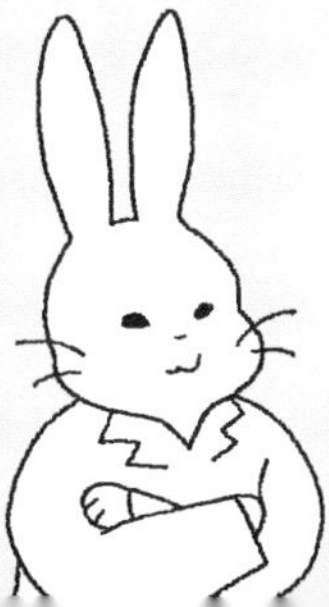

こうしてパスツールは、
病原体を人為的に
弱らせて、ワクチンに
なることを発見したんだ

3 ワクチンのコンセプト――軽い病気になって重病を防ぐ

重い病気が防げるなら軽い病気になってもいい

ワクチンの誕生を思い出してください（P10参照）。ジェンナーが牛痘にかかった患者の調製した膿を健康な人に接種したのは、**人間に牛痘が感染しても、天然痘に感染したときのような重い症状を引き起こすことはない**、とわかっていたからです。ダメージの軽い病気になることで、死亡することもあるような恐ろしい病気を防げるのだとしたら、そのほうがいいと考えたわけです。意図的に軽い病気にかからせることで、それに似た重い病気を予防する。これこそが、まさにワクチンのコンセプトだといえます。

ワクチンの仕組み

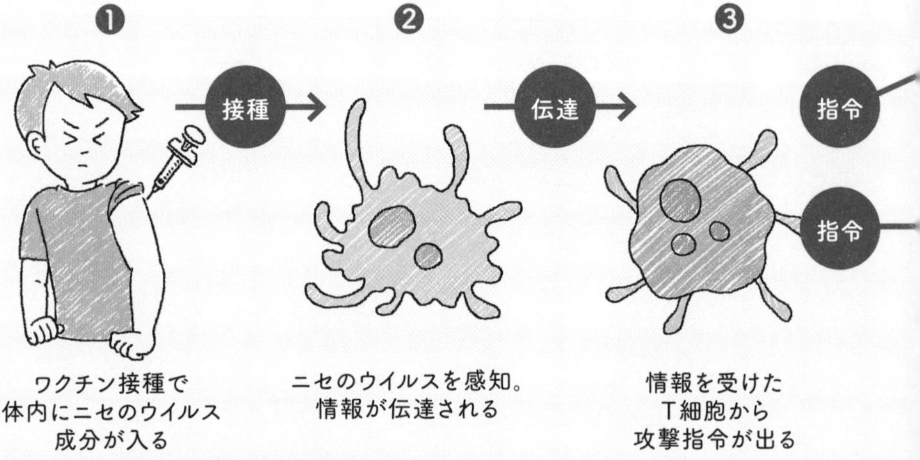
❶
❷
❸
接種
伝達
指令
指令
ワクチン接種で
体内にニセのウイルス
成分が入る
ニセのウイルスを感知。
情報が伝達される
情報を受けた
T細胞から
攻撃指令が出る

ワクチンを接種して抗体を作り出す

実際にワクチンを接種する場合で考えてみましょう。ワクチンにはいろいろな種類がありますが、ウイルスや細菌などの病原体を弱毒化したり、ウイルスや細菌の一部を合成したりしてワクチンが作られています。その**ワクチンを人間の体に接種すると、体に備わっている免疫細胞が活動を始め、ワクチンが含んでいるタンパク質に対する抗体を作り出します**。つまり、病気にかかったときに似た状態を作り出して免疫を反応させているのです。これは軽く病気にかかった状態といってもいいでしょう。こうして抗体が十分にできれば、迎撃態勢が整っているので、そのウイルスや細菌が実際に入ってきても、すぐに集中攻撃をしかけることができます。これがワクチンの効果です。

➜抗原と抗体 MEMO

抗原とは、その病原体だけがもっている特別なタンパク質などで、その病原体の目印となる。抗体は病原体を攻撃する武器で、ある抗原にだけに結合するように作られている。

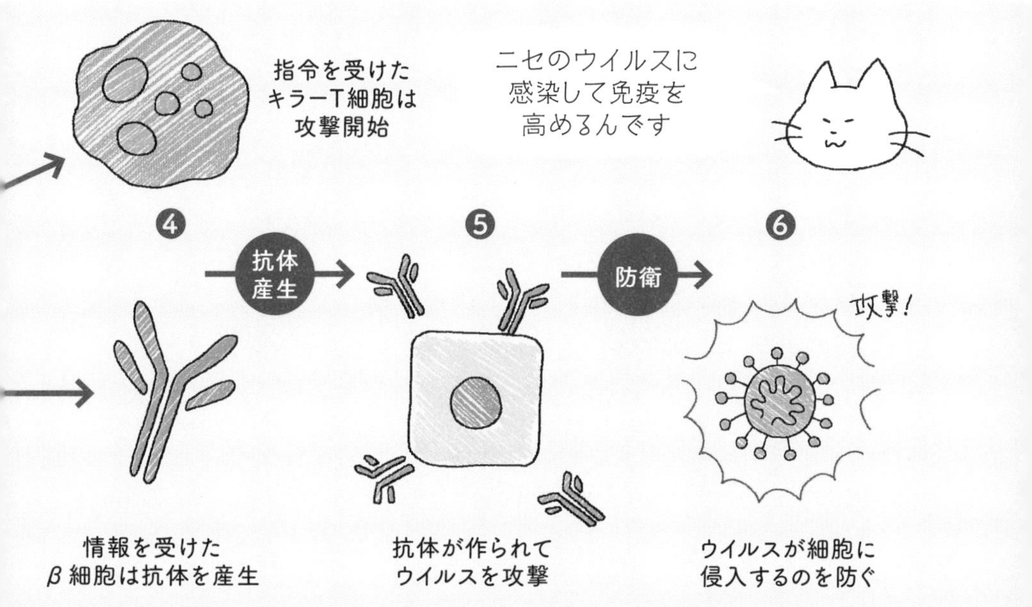
指令を受けた
キラーT細胞は
攻撃開始
ニセのウイルスに
感染して免疫を
高めるんです
4
抗体
産生
5
防衛
6
攻撃!
情報を受けた
β細胞は抗体を産生
抗体が作られて
ウイルスを攻撃
ウイルスが細胞に
侵入するのを防ぐ

4 ウイルスとは何か？ 他の生物の細胞を使って増殖

ウイルスは生物としての基本的な機能が欠落している

感染症を起こす病原体には、ウイルスや細菌のほかにも、真菌、原虫などがいます。真菌はカビです。原虫は寄生虫で、原虫が起こす代表的な病気にマラリアがあります。これらの病原体の中で、細菌と真菌と原虫はまぎれもなく生物ですが、ウイルスはちょっと微妙。なぜなら、**ウイルスは細胞をもっていない**からです。

生物は細胞膜に包まれた細胞でできていて、その細胞の中で、生きるために必要となるエネルギーを作り出したり、遺伝子をコピーして増殖したりしています。細胞をもたないウイルスには、こういった生物としての基本的な機能が欠落しているのです。

タンパク質の殻に入った遺伝子がウイルスの正体

ウイルスは、**外側をタンパク質の殻（場合によっては脂の膜も）が覆っていて、その中に遺伝情報をのせたDNAかRNAのどちらかが入っているだけ**、という非常にシンプルな構造になっています。まさに「**遺伝子とその入れ物だけ**」の存在なのです。

そのため、自分だけで増えることができません。ウイルスは別の生物の細胞に入り込み、その細胞の増殖機能を使って、自分のDNAあるいはRNAとタンパク質などの成分を増やさせます。そして、増殖したウイルスは他の細胞に侵入し、さらに増殖していくのです。

→ DNAとRNA　MEMO

DNAは細胞の核にあって遺伝情報を保存する役割をする。RNAはDNAの情報を写し取り、それに基づいてタンパク質を合成する働きをする。

ウイルスと細菌の違い

ウイルスは細胞内に侵入して、細胞に寄生して増える

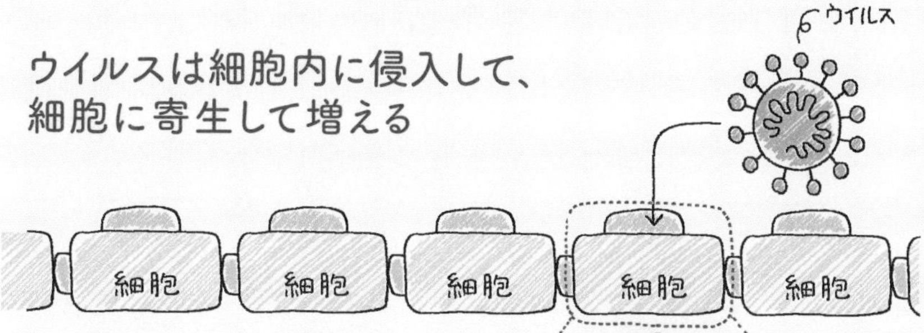
ウイルス
細胞
細胞
細胞
細胞
細胞

生きた細胞の中に入り込んで寄生し、その細胞の増殖機能を使って自分の遺伝子を複製することで増殖する

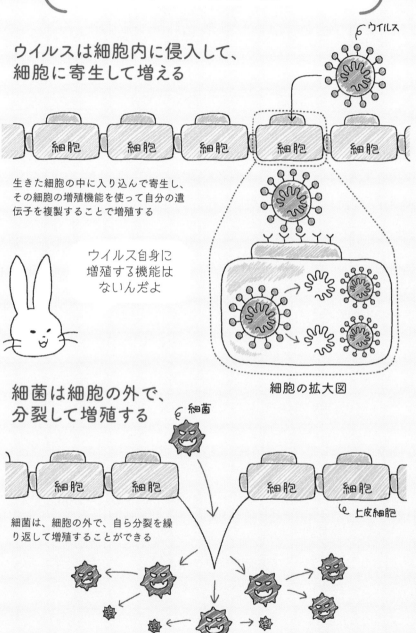
ウイルス自身に
増殖する機能は
ないんだよ

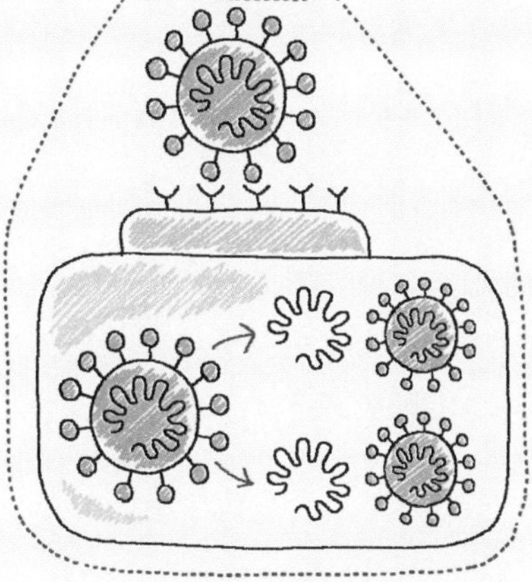

細胞の拡大図

細菌は細胞の外で、分裂して増殖する

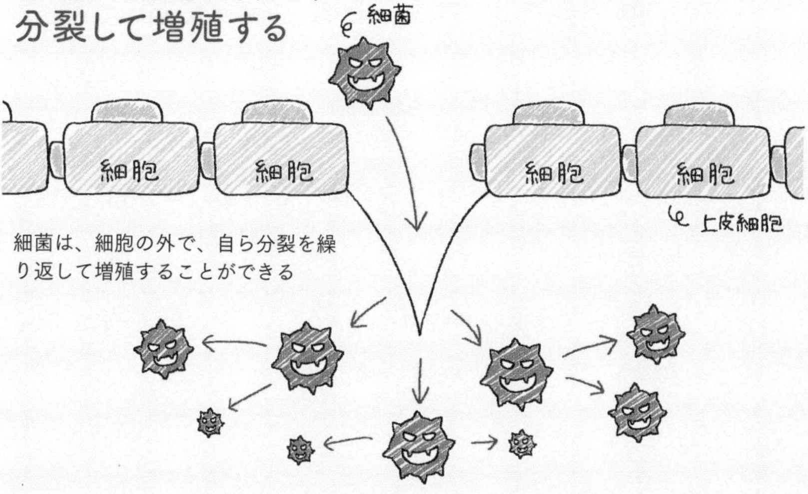
細菌
細胞
細胞
細胞
細胞
上皮細胞

細菌は、細胞の外で、自ら分裂を繰り返して増殖することができる

5 ウイルスが細胞に入り込み増殖していくメカニズム

自分の鍵に合う鍵穴をもつ細胞に侵入する

ウイルスは他の生物の細胞に入り込んで増殖するのですが、どんな細胞にも侵入できるのかというと、そうではありません。**ウイルスが入り込める細胞とは、そのウイルスが結合できるタンパク質などを、細胞膜の表面にもっている細胞だけ**です。つまり、ウイルスがもつ鍵と、細胞の表面にある鍵穴が合っていれば、ウイルスは細胞に取りつくことができ、細胞内に侵入することができます。鍵と鍵穴が合っていなければ侵入できないのです。そして入った後にも細胞との相性があります。**ウイルスは決まったタイプの細胞に親和性をもっている**ということができます。風邪のウイルスがきまって鼻や喉の粘膜細胞に感染するのもこのような仕組みのため。ある動物には感染するのに、ヒトに感染しないウイルスがあるのも、そのためなのです。

細胞内の工場で遺伝子をコピーする

細胞に侵入したウイルスは、殻が破れて中の DNA あるいは RNA が細胞の中（細胞質）に放出されます。そして、細胞内でタンパク質の合成工場として機能する**リボソームを使ってタンパク質を合成し、DNA や RNA も複製させて子孫となるウイルスを作り出します**。そして、子孫ウイルスは、細胞内の輸送システムを使って細胞の外へと送り出されるのです。ウイルスが細胞に侵入し、こうして細胞内で増殖を始めるあたりで、感染が成立したことになります。

MEMO

→リボソーム

細胞内の小器官で、遺伝情報を基にタンパク質を合成する働きをする。

ウイルスの増殖の仕組み

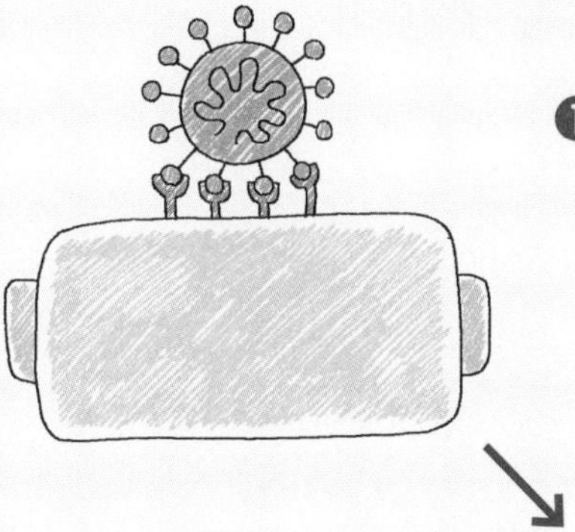

❶ ウイルスが細胞に侵入

ウイルスがもっている鍵と、細胞の表面にある鍵穴が合った場合にだけ、ウイルスは細胞内に侵入できる

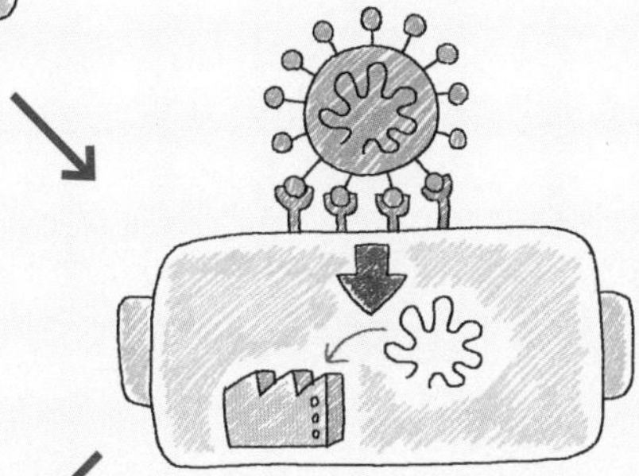

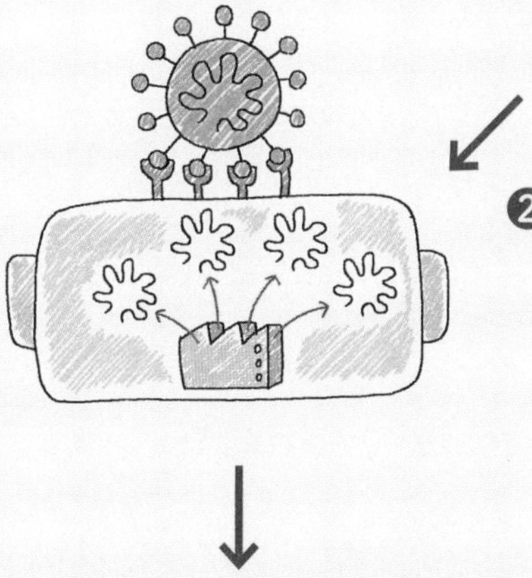

❷ 侵入したウイルスが自分のDNAやRNAを複製

細胞内にある工場（リボソームなど）を使って、自分の遺伝子（DNA や RNA）の複製やウイルスのまわりの殻を作る

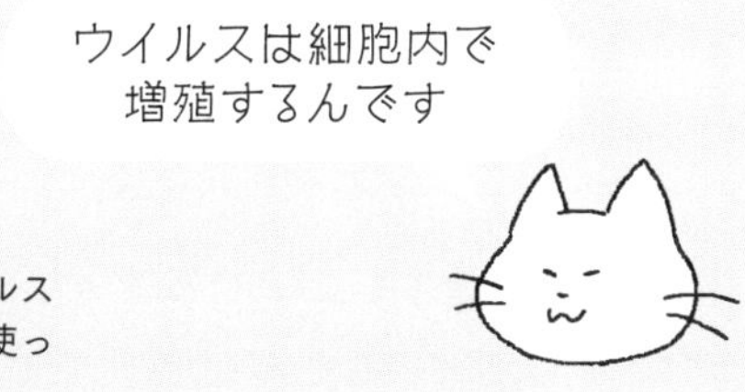
ウイルスは細胞内で
増殖するんです

❸ 増殖したウイルスが拡大

複製した遺伝子と殻であらたなウイルスを完成させ、細胞の輸送システムを使って細胞から細胞へ運び出される

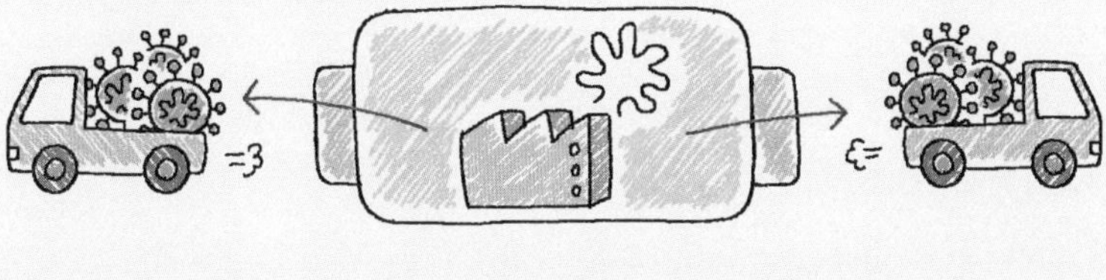

6 ヒトの2つの免疫システム

特徴の異なる2つの免疫システム

免疫とは、体に侵入した細菌やウイルスなどの異物を攻撃して排除するシステムで、大きくは**「自然免疫」**と**「獲得免疫」**という2つに分類することができます。生まれつきもっている免疫と、後から身に付けた免疫、ということではありません。次のような違いがあります。自然免疫は、相手を細かく特定せず、**体にとっての異物であるとみるや、たちまち攻撃を開始**します。不特定多数を相手に、すぐに攻撃を仕掛けますが、その攻撃力はやや弱いのが特徴です。

一方、獲得免疫は特定の決まった相手だけを攻撃対象とします。一度体内に侵入した相手をしっかり記憶し、その相手が再度侵入したときに攻撃を仕掛けるのです。その攻撃力はきわめて強力。獲得免疫は**同じ病原体が侵入するたびに増幅され、反応が早く**なります。

「受動免疫」と「能動免疫」という分類

胎児や赤ちゃんは、胎盤や母乳を通じて**母親から免疫をもらいます**。このような免疫を「**受動免疫**」といいます。血清療法なども受動免疫療法といいます。これに対して、ある病原体に感染したときには、その病原体に対する免疫ができます。このように、**自分の体が生み出す免疫**を「**能動免疫**」といいます。ワクチンを接種し、自分の体の反応によって備わる免疫も能動免疫です。

MEMO

➜血清療法とは？

病原体に対する抗体を含んだ血清（血液の上澄み部分）を投与する治療法。ジフテリア、破傷風、ヘビ毒などに対して行われることがある。

2つの免疫システム

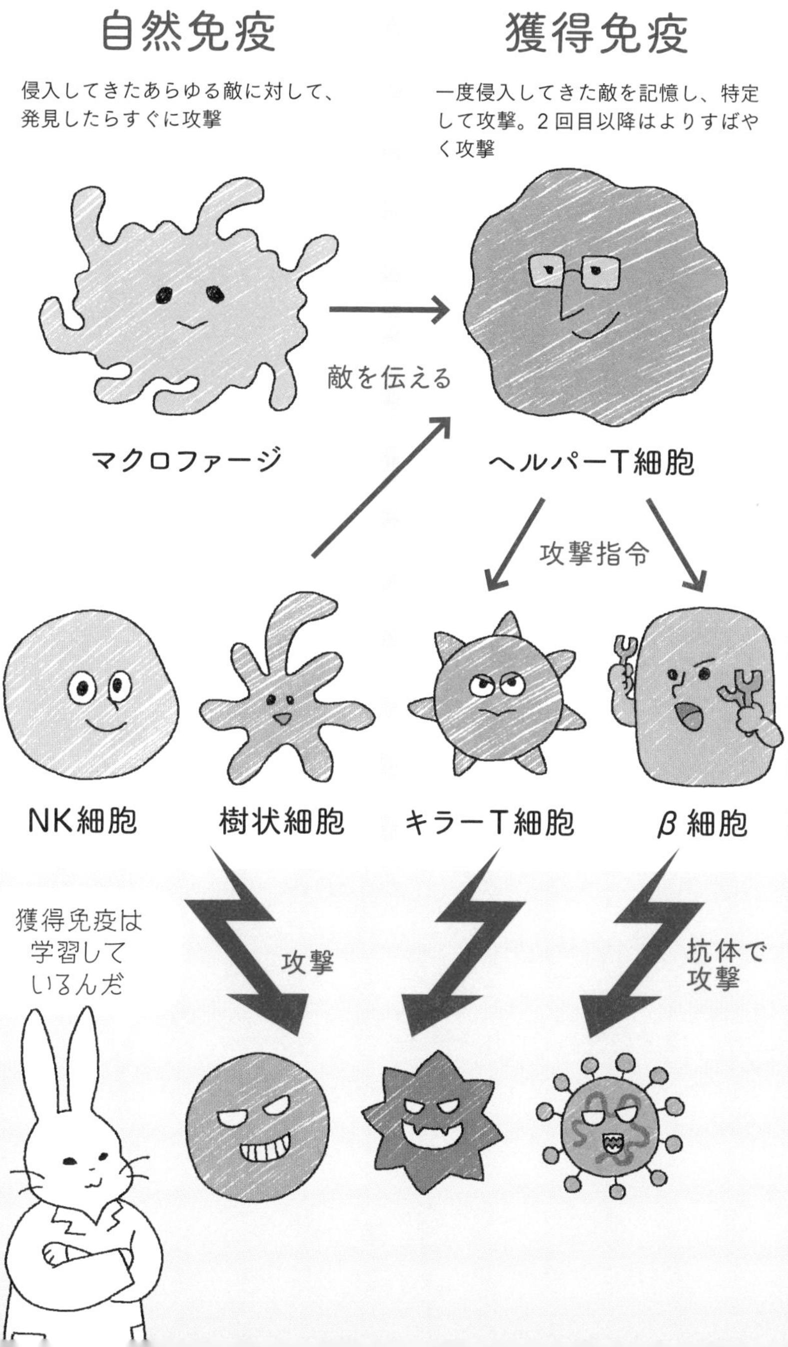
自然免疫
侵入してきたあらゆる敵に対して、発見したらすぐに攻撃
獲得免疫
一度侵入してきた敵を記憶し、特定して攻撃。2回目以降はよりすばやく攻撃
敵を伝える
マクロファージ
ヘルパーT細胞
攻撃指令
NK細胞
樹状細胞
キラーT細胞
β細胞
獲得免疫は学習しているんだ
攻撃
抗体で攻撃

7 「細菌」が体に侵入してきたときの免疫の働き

その細菌に合わせた抗体を作り出す

体に細菌が侵入したとき、免疫がどのように働くのかを見ていくことにしましょう。最初に働くのは、**自然免疫**の主役ともいえる「**好中球**（こうちゅうきゅう）」や「**マクロファージ**」といった細胞です。細菌が体にとっての異物と判断すると、**すぐにそれを食べたり攻撃する物質を出したりします**。

その後、**獲得免疫**が働き始めます。**侵入してきた細菌の一部を目印とし（抗原という）、それに対して、鍵と鍵穴の関係となる抗体**（P15参照）**を作り出す**のです。抗体はその抗原をもつ細菌の表面に結合します。こうして抗体に結合された細菌は、好中球により食べられやすくなるなどするのです。

このような抗体の働きは、細菌だけでなく、毒ヘビなどの毒素（タンパク質）に対しても働きます。

繰り返し感染すると抗体の量が増加する

このように「**抗体**」を主力兵器として使い、ある特定の細菌や毒素を攻撃する免疫を、特に「**体液性免疫**」と呼ぶことがあります。抗体は**血液などの体液中に存在**するため、こう呼ばれています。

抗体は細菌に繰り返し感染することによって、作られる量が飛躍的に増加します。それだけ体を守る働きが高まるのです。このように繰り返し細菌の侵入を受けることで、免疫の働きが増幅されることを「**ブースター効果**」と呼んでいます。

細菌に対する免疫機能

細菌はウイルスのように細胞内に入らず細胞の外側にいるので、細菌に対する防御では、血液などの体液中を流れる抗体が大活躍する

❶ 細菌が体内に侵入

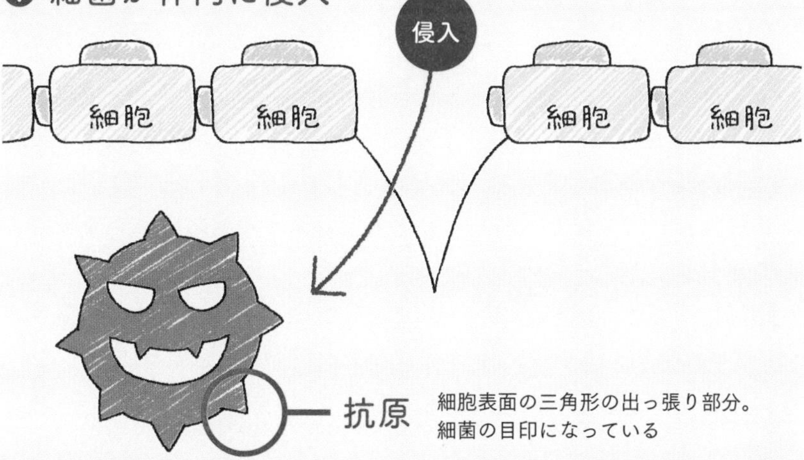
侵入
細胞
細胞
細胞
細胞
抗原

細胞表面の三角形の出っ張り部分。細菌の目印になっている

❷ 抗体が作られる

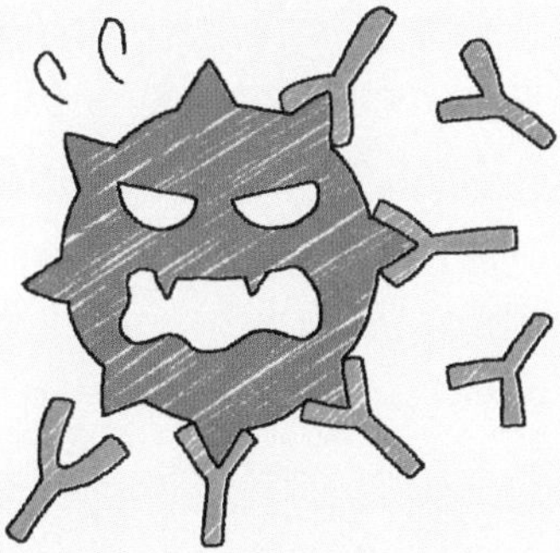
なんだこりゃ〜〜

抗原の形にぴったり合う抗体（Y字形）が作られる。この抗体が細菌の出っ張りに結合する

❸ 好中球が細菌を攻撃

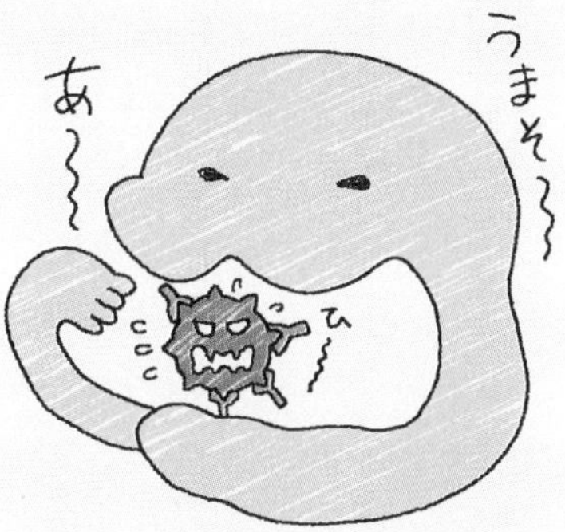
うまそ〜
あ〜
ひ〜

好中球は抗体が結合した細菌を食べてしまう。感染を繰り返すと、抗体の数が飛躍的に増え、細菌はたちまち食べられてしまう

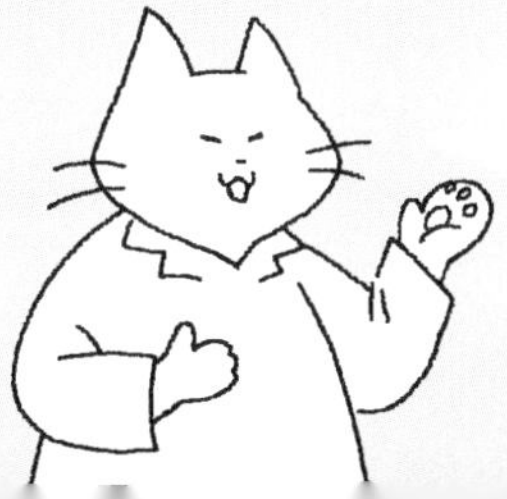

好中球は細菌を食べます。
特に抗体が結合している細菌が大好物。
抗体は細菌をおいしくしてくれるのかな？

8 「ウイルス」が侵入してきたときの免疫の働き

抗体は細胞の中まで入っていけない

ウイルスが体に侵入してきたときも、最初に働き始めるのは自然免疫です。ウイルスが細胞の中に入ってしまったら、「**ナチュラルキラー細胞（NK細胞）**」が活躍します。これは、ウイルスが感染した細胞や癌化した細胞など、**おかしくなってしまった自分の細胞を破壊する働き**をもっている細胞です。

獲得免疫では、細菌が入ってきた場合と同じように体液性免疫が働き、そのウイルスの一部（抗原）に合わせた抗体が作られます。しかし、これだけでは十分な攻撃力を発揮できません。なぜなら、感染したウイルスは細胞の中に入り込んでいるからです。**抗体は細胞の中に入っていけないので、ウイルスを直接攻撃できない**のです。

ウイルスが感染した細胞をまるごと破壊する

ウイルス感染に対する獲得免疫では、「**細胞性免疫**」が中心的な働きをします。主役は「**細胞傷害性T細胞（CTL）**」です。このT細胞は、**ウイルスに感染した自分の細胞を、まるごと破壊してしまう**強力な破壊力をもっています。その攻撃力の強さから、「**キラーT細胞**」と呼ばれることもあります。抗体と同じように、ある特定のウイルスにだけ反応する特異的な細胞傷害性T細胞が存在します。ただ、この細胞性免疫が発動するまでには、感染から数日間以上の時間が必要です。

細胞傷害性T細胞（キラーT細胞）

❶ウイルスに感染

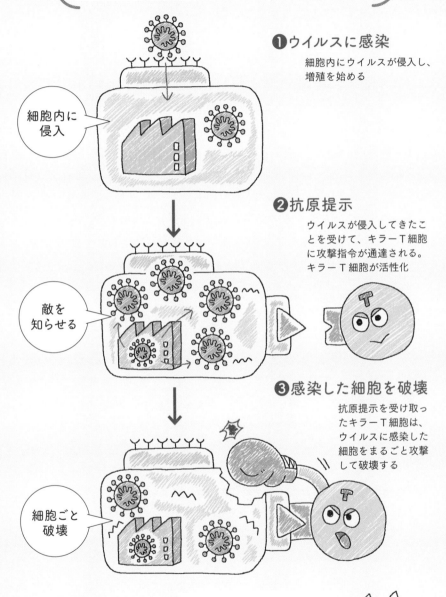

細胞内にウイルスが侵入し、増殖を始める

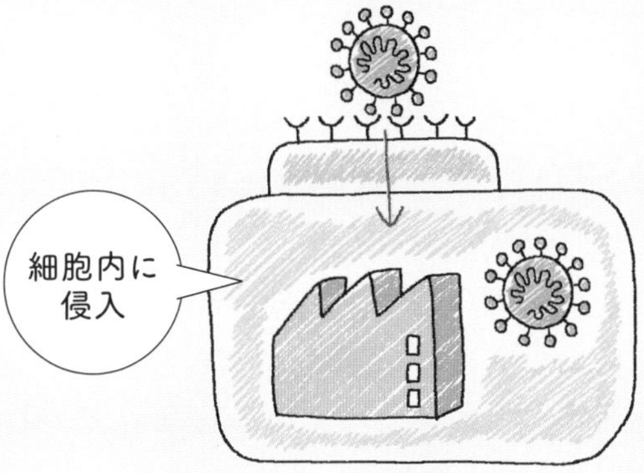
細胞内に
侵入

❷抗原提示

ウイルスが侵入してきたことを受けて、キラーT細胞に攻撃指令が通達される。キラーT細胞が活性化

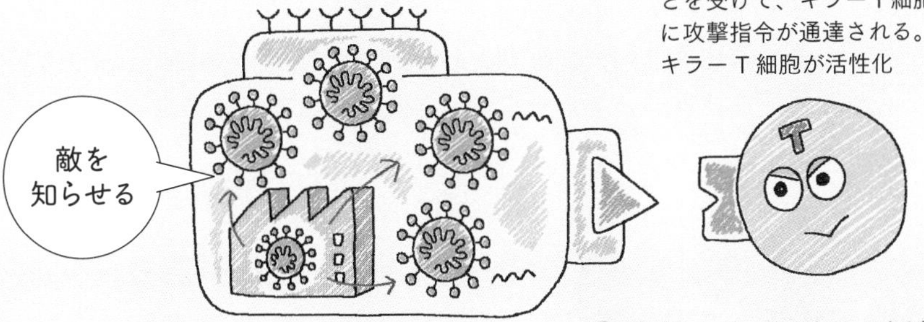
敵を
知らせる
T

❸感染した細胞を破壊

抗原提示を受け取ったキラーT細胞は、ウイルスに感染した細胞をまるごと攻撃して破壊する

細胞ごと
破壊
T

敵の情報を記憶して、
次にきたときも
やっつけてくれます

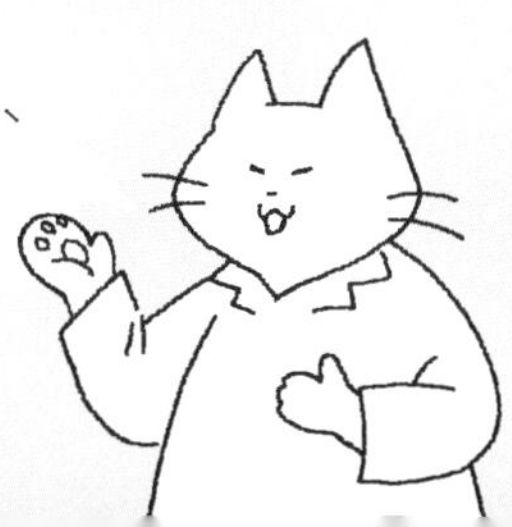

9 ワクチンの代表格「ワクチン三兄弟」

兄弟と呼ぶにふさわしい3種類のワクチン

ひとくちに「ワクチン」といっても、実はいくつかの種類に分類することができます。いままでのワクチンは、大きく3種類に分類できるので、ここでは「ワクチン三兄弟」と呼ぶことにしましょう。誕生した時期が違うので、まさに兄弟と表現するのがふさわしいのです。

最初に誕生した長男は「**生ワクチン**」です。「細菌やウイルスなどの病原体に一度感染すれば二度とはかからない」というのがワクチンで病気が予防できる仕組み。しかし、病原体そのものを体内に入れたら病気になってしまいます。そこで、**病原体を生きたまま弱毒化**（P10参照）**して使うようにしました**。これが生ワクチンです。

病原体が生きていなくても予防効果がある

接種する病原体が生きていないほうが体内に問題は起きにくいので、**生きていない状態、つまり感染力を失わせ、それを精製する**ことでワクチンが作られました。これが次男坊の「**不活化（ふかつか）ワクチン**」です。三男坊は「**コンポーネントワクチン（成分ワクチン）**」といいます。**病原体の目印となる成分を人工的に作り出したもの**ですが、それを体内に入れると、病原体が入ってきたと体が勘違いして免疫ができるのです。バイオテクノロジーの進歩によって生み出されました。ワクチン三兄弟は今も現役で働いています。

ワクチン三兄弟

長男　生ワクチン

生きたままの病原体の毒性を弱めたワクチン。強い免疫をもつが、副反応が起こりやすい。接種回数が少ない。製造の手間がかかる

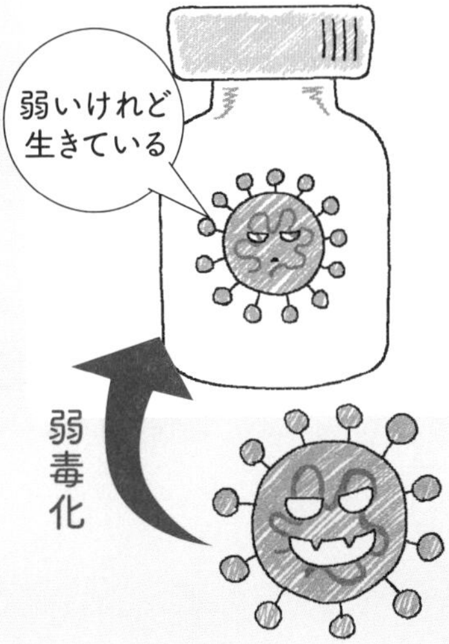
弱いけれど生きている
弱毒化

次男　不活化ワクチン

死滅させて病原体の毒性を失わせたワクチン。生ワクチンよりも効果が限定的で、短いため、複数回の接種が必要

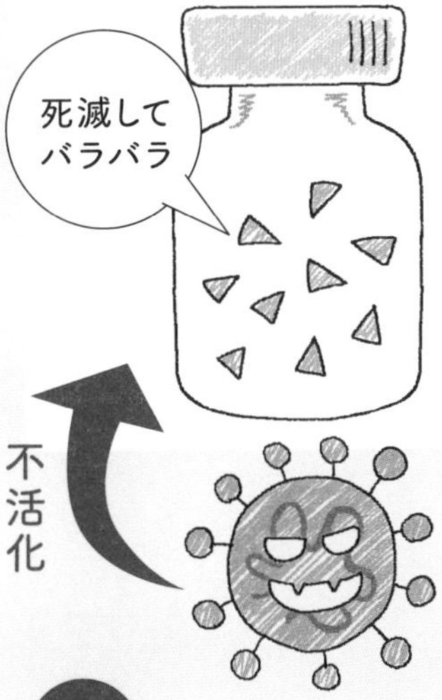
死滅してバラバラ
不活化

三男　コンポーネントワクチン

ウイルスなどのタンパク質からなる成分のみで作られたワクチン。副反応が少ないのが特徴

新型コロナウイルスのワクチンとしても、開発されているよ

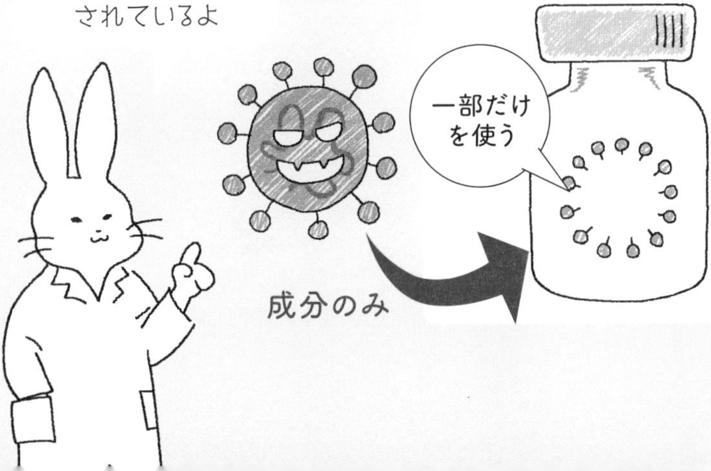
一部だけを使う
成分のみ

10 生きた病原体を弱毒化した「生ワクチン」

強い免疫がつき接種回数が少なくてよい

細菌やウイルスなどの病原体の毒性を弱めて投与するのが「生ワクチン」です。つまり、**実際に病原体に感染させ、そうすることによって病原体に対する免疫をつけさせる**のです。生ワクチンとして使う病原体は「生きて」いて、増殖力もあります。生ワクチンでは強く免疫が活性化するため、病原体に対して長期間にわたって細胞性免疫が保持されることになります。実際にその**病気にかかった場合と同じくらい強い免疫がつくため、接種回数が少なくてよい**のが、生ワクチンの優れている点です。

生ワクチンの特徴

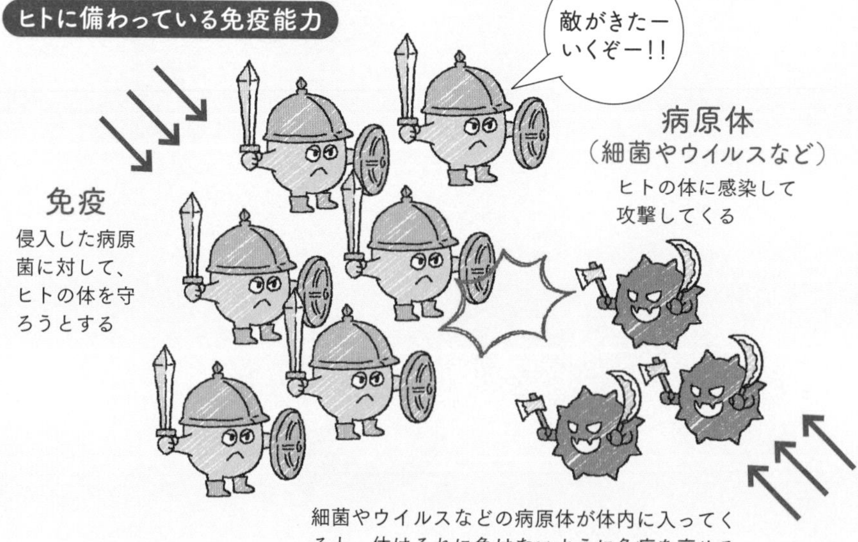
ヒトに備わっている免疫能力
敵がきたー
いくぞー!!
病原体
(細菌やウイルスなど)
ヒトの体に感染して
攻撃してくる
免疫
侵入した病原
菌に対して、
ヒトの体を守
ろうとする

細菌やウイルスなどの病原体が体内に入ってくると、体はそれに負けないように免疫を高める

病気にかかったときのような症状が出ることも

生きた病原体を投与するため、生ワクチンならではのリスクもあります。ごく稀にですが、その病原体に感染したのと似た状態になり、**その病気にかかったときのような症状が現れてくる**ことがあるのです。そのため、免疫の働きが低下する病気のある人や、抗癌剤治療などを受けて免疫が低下している人は、生ワクチンを使用できないこともあります。それでも生ワクチンが使われているのは、その病気にかかった場合のリスクに比べれば、はるかに小さなリスクであることがわかっているからです。

MEMO

➜病気を発症するリスク

おたふく風邪にかかって合併症の無菌性髄膜炎（症状は頭痛や頸部硬直など）が起こる確率は3～10%。ワクチン接種後に起きる確率は0.1%以下。

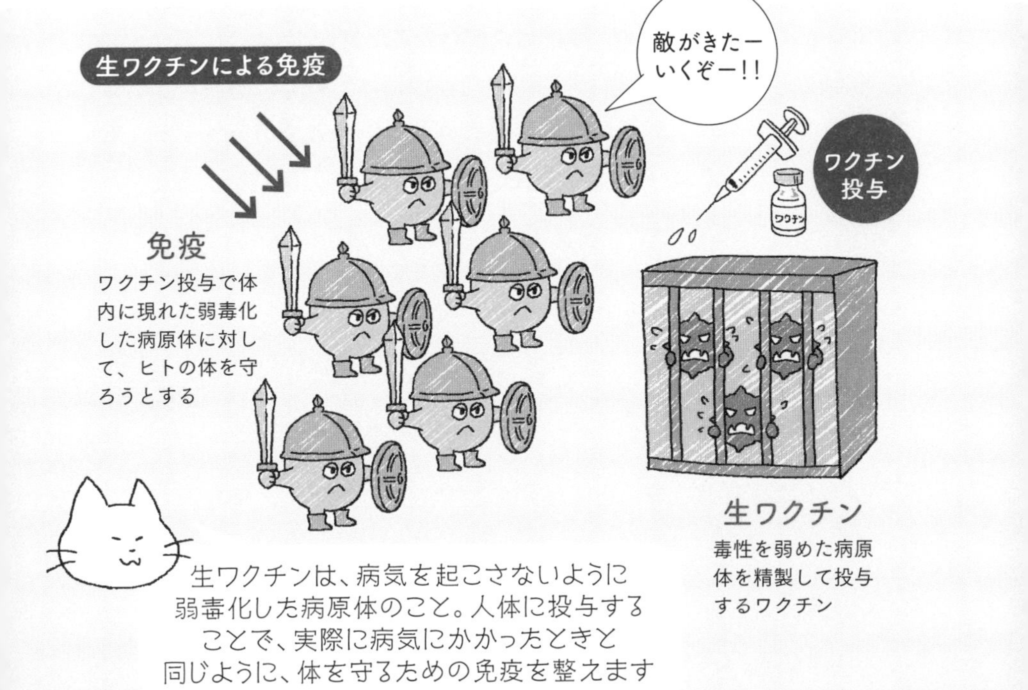
生ワクチンによる免疫
敵がきたー
いくぞー!!
ワクチン投与
ワクチン
免疫
ワクチン投与で体内に現れた弱毒化した病原体に対して、ヒトの体を守ろうとする
生ワクチン
毒性を弱めた病原体を精製して投与するワクチン

生ワクチンは、病気を起こさないように弱毒化した病原体のこと。人体に投与することで、実際に病気にかかったときと同じように、体を守るための免疫を整えます

11 病原体を「殺して」から使う「不活化ワクチン」

病気にかかったときのような症状が出ない

ウイルスや細菌を「生きた」まま接種する生ワクチンには、その病気にかかったときのような症状が出ることがある、という問題点があります。それなら、**生きたままではなく「殺して」から接種すればいい**、という考えから生まれたのが「不活化（ふかつか）ワクチン」です。

ウイルスは生物とはいい切れないので、「殺す」という言葉は必ずしも適切ではありませんが、体内で増殖しないように変性させてあるワクチンということです。生ワクチンによる感染問題が生じないのが不活化ワクチンのよい点です。

効果が長続きせず追加の接種が必要になる

しかし、不活化ワクチンを使用した場合には、実際に感染が起こるわけではないので、**免疫の反応が若干弱いという欠点**があります。そこで、不活化ワクチンには、免疫への刺激を強くするための「アジュバント」という補助剤が加えられています。アジュバントは、「激しい感染が起きている」と体に勘違いさせるような働きをします。

それでも不活化ワクチンは、自然感染や生ワクチンを接種した場合に比べ、抗体価が上がりにくいし、いったん上がった抗体価も、比較的容易に下がってきてしまいます。そのため、追加の接種が必要になることもあります。インフルエンザワクチンを毎年打つ理由の１つはそのためです。

MEMO

➜抗体価

ウイルス（抗原）に対して対抗する抗体の量や強さのこと。

不活化ワクチンによる免疫

敵がきたー
いくぞー!!

免疫

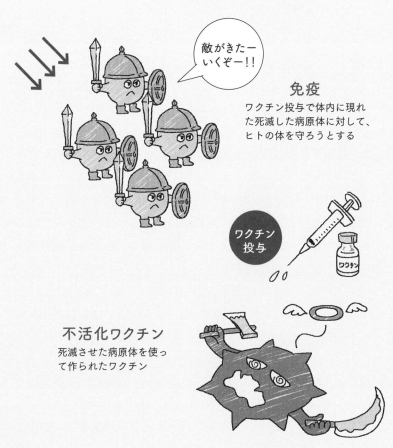

ワクチン投与で体内に現れた死滅した病原体に対して、ヒトの体を守ろうとする

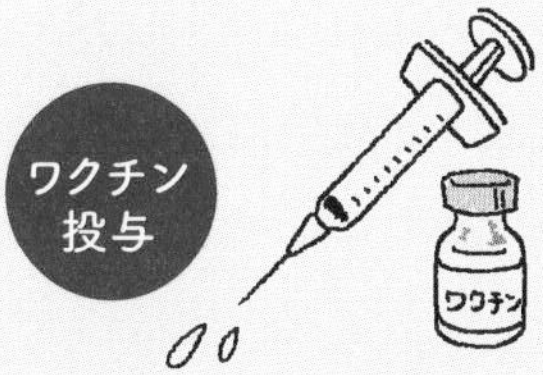
ワクチン
投与
ワクチン

不活化ワクチン

死滅させた病原体を使って作られたワクチン

不活化ワクチンとは、
生きていない病原体を使う
ワクチンのことです。
これを体内に入れると、体を守る
ための免疫が作られますが、
その力はあまり強くありません

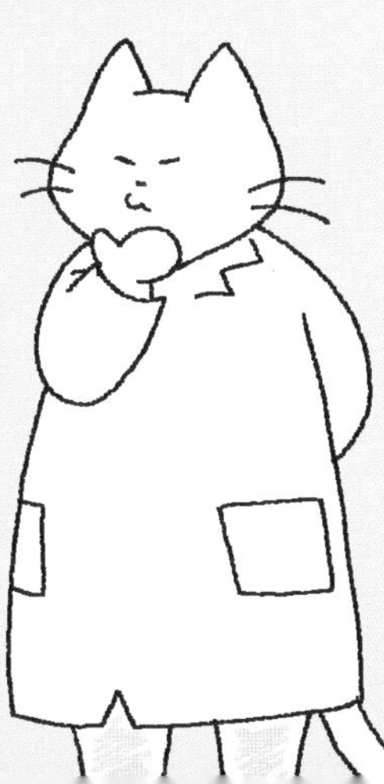

12 病原体の一部を合成して使う「コンポーネントワクチン」

獲得免疫に重要なのは細菌やウイルスの一部だけ

生ワクチンと不活化ワクチンは、どちらも細菌やウイルスなどの病原体から作られていますが、ワクチン三兄弟の三男である「**コンポーネントワクチン**」は、病原体全体やそのものを使わずに作るワクチンです。

ワクチンの効果を引き出すために欠かせないのは、病原体がもっている抗原です。抗原に対する獲得免疫ができることで、感染を予防できるわけです。そこで、**細菌やウイルスを増やさなくても、抗原を含む部分だけを人工的に作ったらいい**のではないか、という発想が出てきました。こうして誕生したのが、コンポーネントワクチンです。「**成分ワクチン**」「**組換えタンパクワクチン**」などと呼ばれることもあります。

バイオテクノロジーの技術が生んだワクチン

コンポーネントワクチンは、こんなふうにして作ります。たとえばウイルスの表面の突起に抗原があるとすると、まず突起部分の設計図を用意し、それを酵母、大腸菌、昆虫の細胞、ヒトの細胞などを使って人工的に作ります。それから使用した細胞を壊し、タンパク質を精製して、ウイルスの突起部分だけを取り出すのです。これをワクチンとして使用します。**不活化ワクチンと同様に、免疫系の反応は弱いのですが、副反応は比較的起こりにくい**のが特徴です。

コンポーネントワクチンの特徴

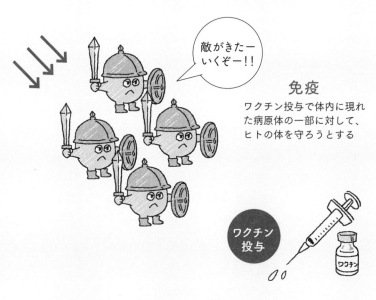
敵がきたー
いくぞー!!

免疫

ワクチン投与で体内に現れた病原体の一部に対して、ヒトの体を守ろうとする

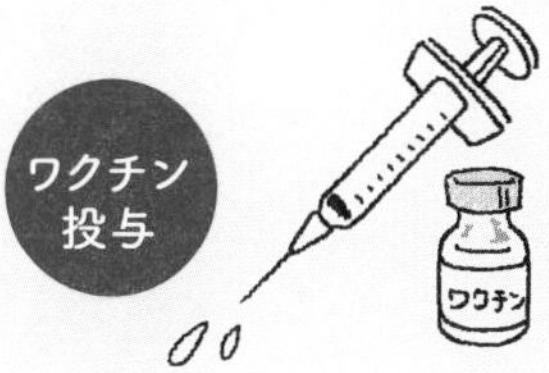
ワクチン
投与
ワクチン

コンポーネントワクチン

病原体の一部（表面にある突起部分の設計図）を使って作られたワクチン

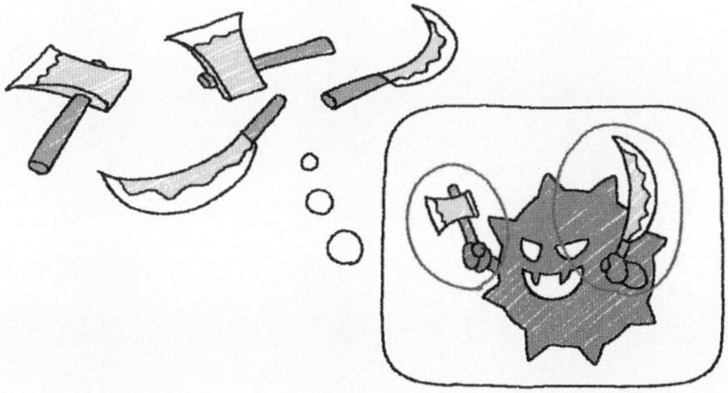

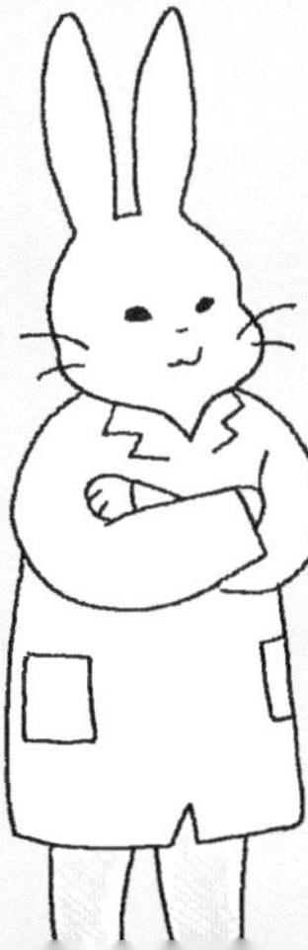

コンポーネントワクチンは、
病原体の一部だけをワクチン
として使うもの。これを
体内に入れた場合も、
体を守るための免疫が作られるが、
その力はあまり強くないんだ

13 ワクチン接種で生じた、目的とする反応以外の反応が「副反応」

治療薬は副作用、ワクチンは副反応

病気の治療薬には「副作用」がでることがあります。**病気を治したり症状を抑えたりするのが主作用で、本来の目的以外の作用が副作用**です。ワクチンの場合には、副作用とはいわず、「**副反応**」という言葉を使います。免疫をつけて感染を予防したり、重症化を防いだりするのが、ワクチン接種による主反応です。そうした本来の目的以外の反応を「副反応」と呼んでいます。

副反応としてよく起こるのは、発熱や接種部位の腫れや痛みなどの比較的軽い症状です。重篤な症状としては、アナフィラキシーや脳炎などがあります。こうした重い副反応は、ワクチンの改良が進むことで大幅に減ってきました。

ワクチンと因果関係が定かでない困った症状は「有害事象」

副反応と混同してはいけないのが「**有害事象**」という言葉です。副反応はワクチン接種との因果関係が明らかな症状のことを指しますが、有害事象は**ワクチンを投与した後に生じた好ましくない症状すべてを指します**。たとえば、ワクチンを接種した後に発熱したとしましょう。それがワクチン接種によるものなら副反応ですが、風邪をひいたことによる発熱なら、有害事象ではあるが副反応ではない、ということになります。

➜アナフィラキシー MEMO

薬剤などによる過敏反応。じんましんなどの皮膚症状、腹痛や嘔吐などの消化器症状、息苦しさなどの呼吸器症状などが、複数同時に比較的急激に起こる。

副反応と有害事象

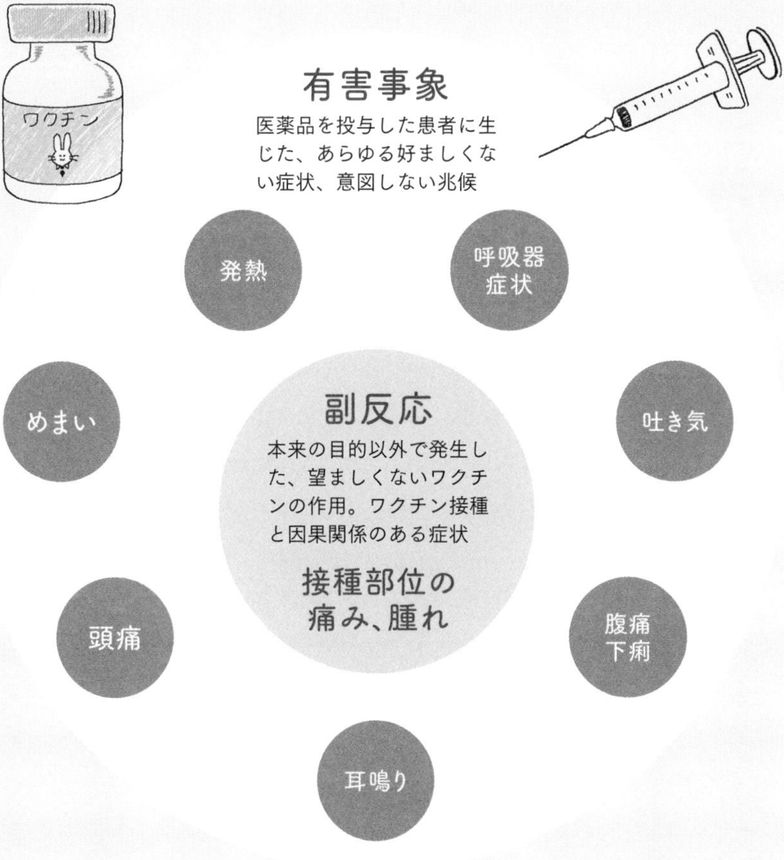
ワクチン
有害事象
医薬品を投与した患者に生じた、あらゆる好ましくない症状、意図しない兆候
発熱
呼吸器症状
めまい
吐き気
副反応
本来の目的以外で発生した、望ましくないワクチンの作用。ワクチン接種と因果関係のある症状
接種部位の痛み、腫れ
頭痛
腹痛下痢
耳鳴り

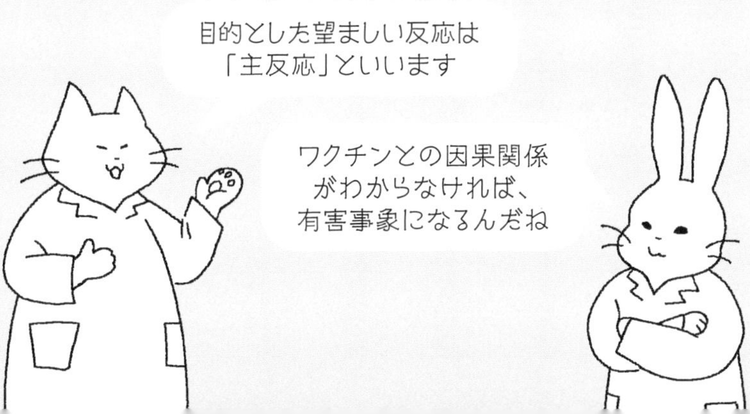
目的とした望ましい反応は「主反応」といいます
ワクチンとの因果関係がわからなければ、有害事象になるんだね

14 ワクチン開発の歴史は副反応克服の歴史だった

副反応が大きかった天然痘の予防法

ジェンナーが牛痘接種法で天然痘の予防に成功する以前から、天然痘患者の膿を調製して健康な人の皮膚などに接種する「**人痘接種法**」という予防法がありました。人為的に感染を起こさせて、天然痘にかからない体を手に入れようとしたのです。ところが、この方法には天然痘がしっかり発病してしまうという副反応があり、死亡率は2%だったとも、10%だったともいわれています。それでも人痘接種法が行われたのは、**実際に天然痘にかかってしまうリスクに比べれば、人痘接種による副反応のリスクのほうが小さかった**からなのです。

病原体を無毒化する方法で副反応を軽減

その後、ジェンナーが牛痘接種法を考案し、パスツールが炭疽菌や狂犬病のワクチンを作り、本格的にワクチン開発の歴史が始まります。ワクチン開発において重視されたのは、病気を予防する効果が強いことだけではありませんでした。**ワクチン開発の歴史は、より副反応の弱いワクチンを開発する歴史**でもあったのです。

パスツールが発見した連続継代という方法や、ホルマリン処理で細菌を無毒化するといった方法で、19～20世紀にかけて、豚コレラウイルス、破傷風、百日咳、黄熱病、インフルエンザ、ポリオなどのワクチンが開発されていきました。

➜連続継代　　MEMO

例えば、狂犬病ウイルスをウサギなどに感染させ続けることで、毒性を弱める方法。

ワクチン開発と副反応克服の歴史

年	
1796	天然痘（世界初のワクチン）
1879	コレラ
1881	炭疽菌
1882	狂犬病
1890	破傷風
1897	ペスト
1926	百日咳
1927	結核
1932	黄熱病
1937	発疹チフス
1945	インフルエンザ
1952	ポリオ
1954	日本脳炎
1964	麻疹
1970	風疹
1974	水痘
2006	ロタウイルス

副反応をいかに軽減するかが、ワクチン開発の歴史ともいえるね

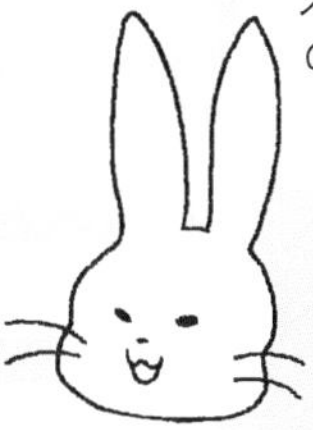

1949年に日本で全菌体ワクチンが開発されたが、副反応が強く、死亡例も出た。その後、菌体を含まず副反応の弱いワクチンが開発された

生ワクチンでは、200万～400万接種に1例だが、副反応による麻痺が起きていた。現在はより安全な不活化ワクチンが使われている

1998年にワクチンが発売されたが、副反応で腸の障害が現れることが判明。改良が進められて現在のワクチンができた

15 「弱毒化・培養・精製」生ワクチンのできるまで

病原性のないウイルスが生ワクチンに使われる

生ワクチンにはいろいろな種類がありますが、その製造工程を簡単にまとめると、**❶抗原となるウイルスや細菌を採取し弱毒化する、❷弱毒化した病原体を増やす、❸増えた病原体を精製する、❹安定剤や保存剤を加える**、となります。

❶弱毒化の方法としては、細菌やウイルスを違う種類の動物に接種し、それを代々感染させ続ける、という方法があります。ヒトに感染するウイルスを、ヒトやヒト以外の動物の細胞で増殖させ続けることで、ヒトに対して病原性のないウイルスに変わることがあります。こうしたウイルス株がワクチンとして使用されます。

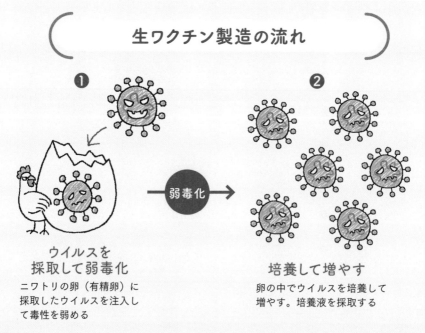

生ワクチン製造の流れ

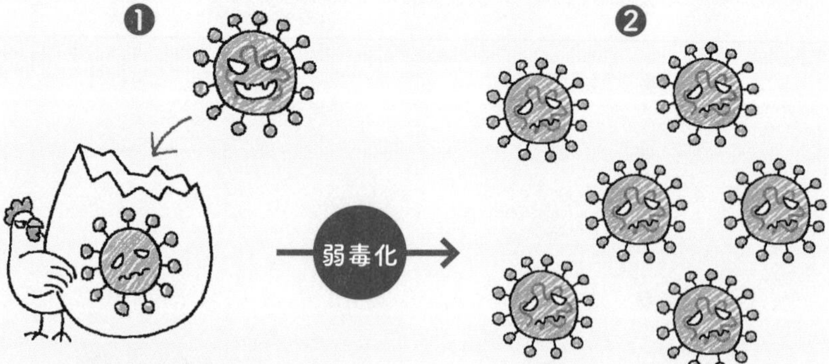
❶
❷
弱毒化

ウイルスを採取して弱毒化
ニワトリの卵（有精卵）に採取したウイルスを注入して毒性を弱める

培養して増やす
卵の中でウイルスを培養して増やす。培養液を採取する

鶏卵や動物の細胞などを使って病原体を増やす

❷病原体を増やす方法には、**孵化鶏卵培養法、動物接種法、細胞培養法**があります。いずれかの方法で抗原となる病原体を増やします。

❸そこからワクチンとして必要のない成分を取り除き精製します。不活化ワクチンの場合は、ウイルス粒子を薬剤で分解して除去したり、抗原となるウイルスを薬剤で不活化したりします。こうしてできたワクチンの原液を希釈して注射しやすい量にし、

❹安定剤や保存剤を加えます。不活化ワクチンには、アジュバントを加えることがあります。こうしてできたワクチンは、国立感染症研究所で国家検定を受けることになっています。

MEMO

➜アジュバント

ワクチンの効果を高めるために加えられる物質。不活化ワクチンで起こる免疫の反応は若干弱いので、それを強めるために使われる。

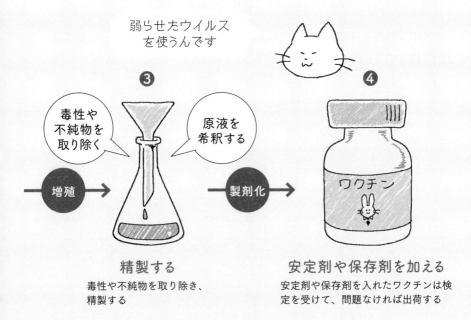

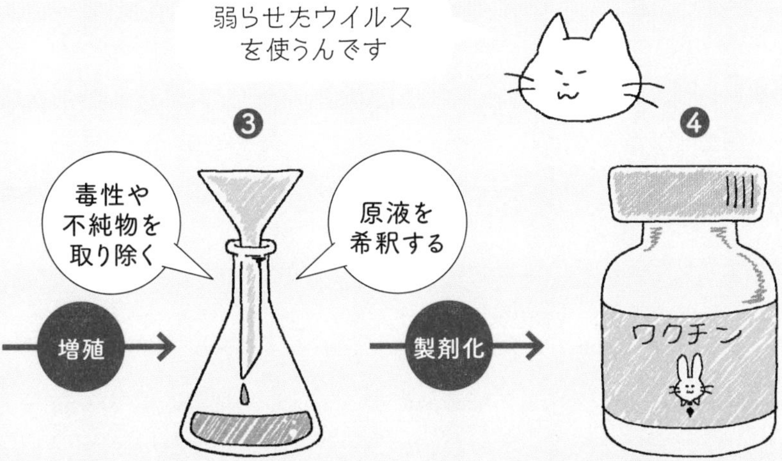
弱らせたウイルス
を使うんです
❸
❹
毒性や
不純物を
取り除く
原液を
希釈する
増殖
製剤化
ワクチン

精製する

毒性や不純物を取り除き、精製する

安定剤や保存剤を加える

安定剤や保存剤を入れたワクチンは検定を受けて、問題なければ出荷する

16 ワクチンにはどんな成分が含まれているのか

主成分は抗原など、安定剤や保存剤も必要な成分

ワクチンの「主成分」は、ウイルスや細菌そのものや、その一部である抗原になります。これが体内に入って、私たちの体に免疫を作らせる働きをします。**抗原の損傷や凝結を防ぐために「安定剤」**も入っています。以前はゼラチンがよく使われましたが、アレルギーの原因となることがあるため、現在は**グルタミン酸ナトリウムや乳糖**などが使われています。また**ワクチンの保存性を高めるために「保存剤」**が入っています。その他、細菌などが増殖しないように、殺菌力があって安全なチメロサールやフェノキシエタノールなどが使われます。

気にする人もいるが健康に害はない成分

ワクチンのpH（水素イオン濃度）を保つために使われるのが「緩衝剤」です。pHが変化するとワクチンの効果や安全性を維持できないので、それを防ぐのに必要な成分です。

不活化ワクチンでは、免疫をつける助けとして「アジュバント」（P39参照）が加えられます。アルミニウムを含む物質が使われますが、食品から摂取する量に比べても少ない量なので心配ありません。その他、ワクチンの製造課程で「**抗菌薬**」を使うことがありますが、製品には検出できないレベルの量しか含まれません。また、病原体を不活化するためにホルマリンを使うことがあります。ただし、精製過程で除去するので、ワクチンには入っていないか、入ってもごく微量です。

→チメロサール MEMO

MMRワクチンに含まれるチメロサールが自閉症の原因になるとの論文が発表されたことがあるが、後に大規模な疫学調査によってこの説は否定され、論文も撤回されている。

ワクチンの成分

主成分

抗原

人の体内に入って免疫を作らせる働きをする主成分

長持ちさせる

保存剤

ワクチンの保存性を高めるための成分。細菌の増殖を防ぐ

pHを保つ

緩衝剤

pH（水素イオン濃度）を保つために使われる。ワクチンの効果や安全性を維持するのに必要な成分

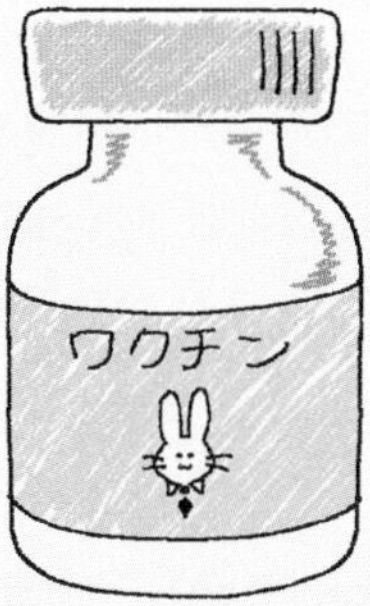
ワクチン

不要な細菌やウイルスを防ぐ

抗菌薬

目的以外の細菌やウイルスの培養を防ぐため、製品として検出できない最小量だけ使われることがある

損傷などを防ぐ

安定剤

抗原の損傷や凝結を防ぐための成分。グルタミン酸ナトリウム、乳糖が使われる

不活化させる

不活化剤

病原体を不活化するために、ホルマリンが使われる

どれも安全性を確保した上で使われているんだ

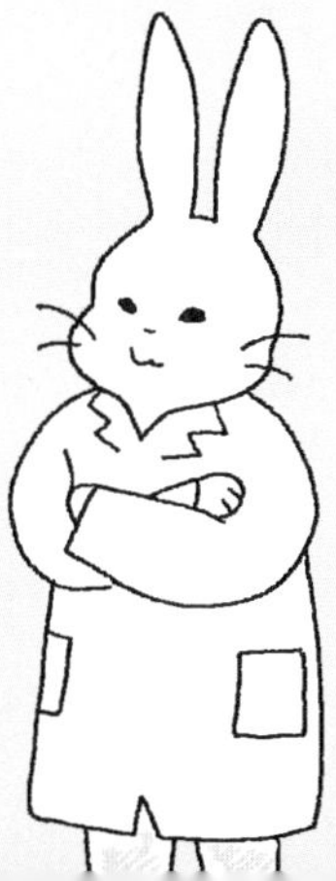

17 ワクチンを接種したらいつから効果があるのか

生ワクチンなら1ヵ月後には効果が期待できる

ワクチンを接種したら、いつから病気を予防する効果が現れるのでしょうか。もちろん「接種した直後から」というわけにはいきません。効果が期待できるのは、「**ワクチンによって抗体が増える反応が起きてから**」ということになります。では、抗体はいつになったら十分な量に増えるのでしょうか。

生ワクチンを接種した場合、体は病原体に感染したのと同じような状態になるので、抗体量が上昇してくるまでに、病原体が体に入ってから発症するまでの期間、つまりその感染症の潜伏期間くらいの時間が必要だと考えられます。多くの場合、**接種の１ヵ月後には、病気**

ワクチン接種後の予防効果が出るまで

生ワクチン

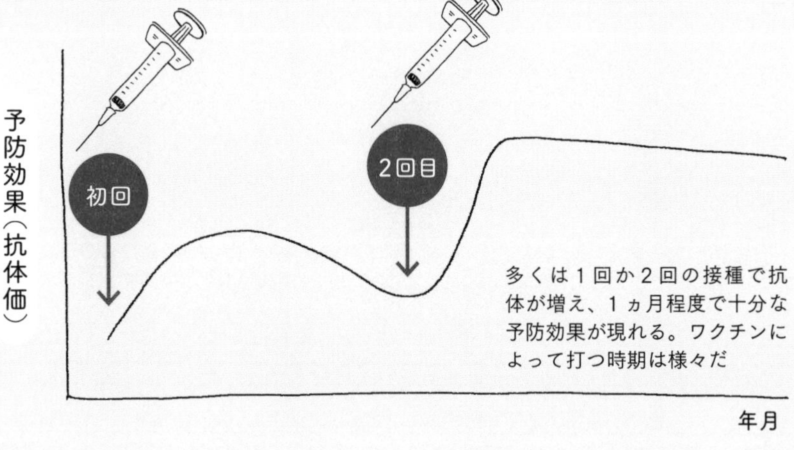
予防効果（抗体価）
初回
2回目
年月

多くは１回か２回の接種で抗体が増え、１ヵ月程度で十分な予防効果が現れる。ワクチンによって打つ時期は様々だ

を予防できる状態になっているといわれています。実際には、その少し前から予防できる状態になっているでしょう。

不活化ワクチンの場合は複数回接種してから

不活化ワクチンの場合は、体内に病原体を直接入れるわけではなく、多くの場合、1回の接種では十分に抗体量が上昇してきません。そのため、**複数回の接種が必要になるワクチンが多い**のです。

どのような間隔で何回接種する必要があるのかは、ワクチンによって異なります。ワクチン毎に接種スケジュールが作られているので、それに従って接種する必要があります。

新型コロナウイルスに対するワクチンにはいろいろなタイプがありますが、日本で接種されているのは、mRNAワクチンという新しいタイプ。**2回の接種が必要で、本来の予防効果を発揮するのは、2回目接種の2～3週間後から**といわれています。

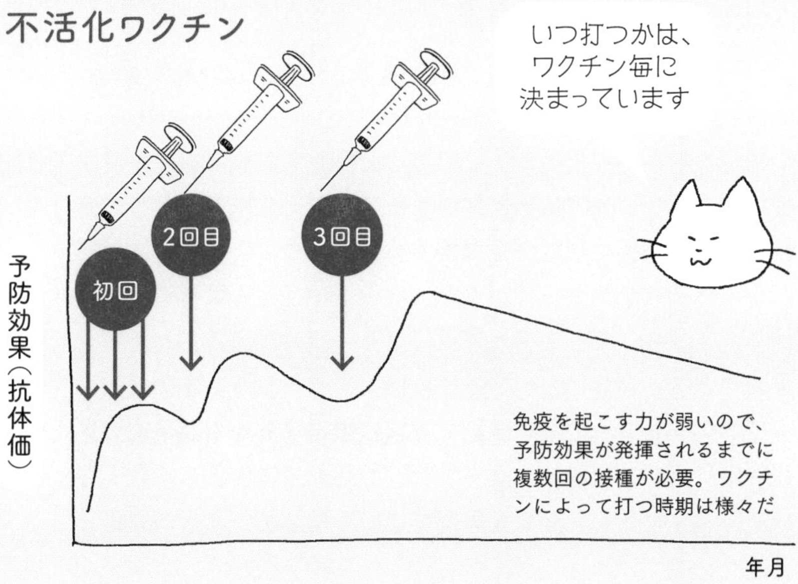
不活化ワクチン
いつ打つかは、
ワクチン毎に
決まっています
2回目
3回目
初回
予防効果（抗体価）
免疫を起こす力が弱いので、
予防効果が発揮されるまでに
複数回の接種が必要。ワクチ
ンによって打つ時期は様々だ
年月

18 ワクチンの効果はいつまで持続するのか

生ワクチンは10年以上、不活化ワクチンは3〜10年が多い

ワクチンによる病気を予防する効果の持続期間は、ワクチンのタイプによって大きな差があります。一般には、「生ワクチンなら 10 年以上、不活化ワクチンなら 3 〜 10 年」といわれています。ただ実際には、**ワクチンの性能、接種された人の免疫の状態、流行状況、接種した年齢なども、効果の持続期間に影響**を及ぼしています。

ワクチンの性能に関しては、抗原の免疫原性（免疫反応を起こす能力）が強いほど効果が長続きし、弱いほど効果の持続期間が短くなります。また、期限切れのワクチンや、保存温度が守られていないなど保存状態に問題がある場合も、効果が短くなる可能性があります。

新型コロナウイルスワクチンの効果の持続期間については、明確なことはまだわかっていません。

感染症が流行していると効果が長続きする

接種された側の問題もあります。**免疫状態が良好なら抗体ができやすいのですが、免疫状態が悪いと抗体価が十分に上昇してきません。**当然、効果の持続期間にも影響するでしょう。

その感染症が流行していると、病原体にさらされる曝露（ばくろ）をときどき繰り返すため、ブースター効果によって抗体が長持ちします。新たに曝露することがないと、抗体価は徐々に低下していきます。

ワクチンによっては、**何歳のときに接種するかも効果に大きく影響**します。たとえば麻疹ワクチンは、1 歳未満で接種しても十分な効果が期待できません。適切な年齢で接種する必要があるのです。

ワクチンの有効期間

インフルエンザワクチンを接種してから、体内に抗体が作られるまでに約２週間かかり、その効果持続期間は約５ヵ月間といわれます。インフルエンザの流行は、毎年12月から翌年の３月ごろまでなので、流行前の10月ごろから接種するといいのです

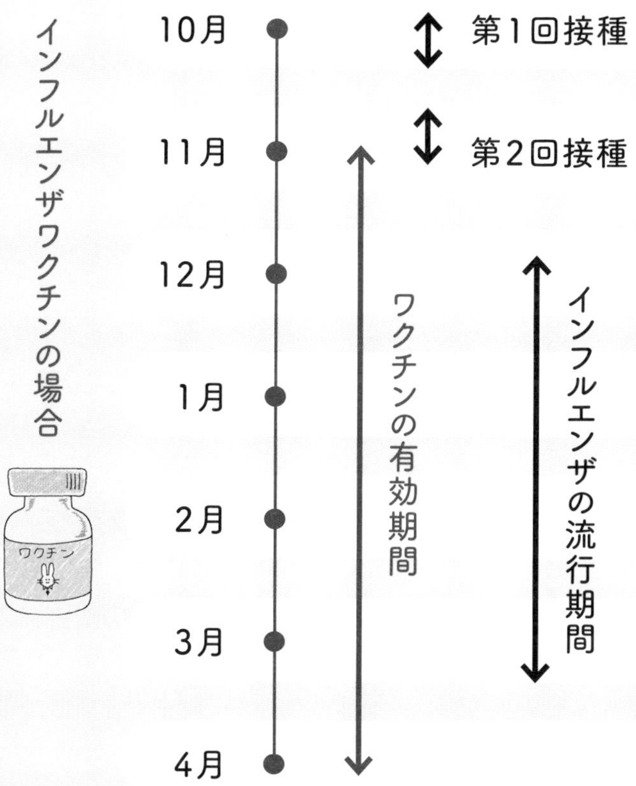
インフルエンザワクチンの場合
10月
11月
12月
1月
2月
3月
4月
第1回接種
第2回接種
ワクチンの有効期間
インフルエンザの流行期間
ワクチン

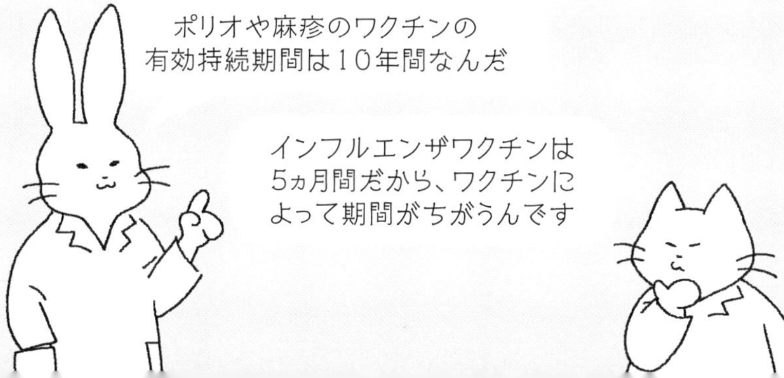
ポリオや麻疹のワクチンの
有効持続期間は10年間なんだ
インフルエンザワクチンは
5ヵ月間だから、ワクチンに
よって期間がちがうんです

19 新型コロナウイルスワクチンはまったく新しいタイプのワクチン

新しく登場した「mRNA（メッセンジャー アールエヌエー）ワクチン」

新型コロナウイルス（SARS-CoV-2）に対するワクチンの開発競争が猛烈な勢いで進み、わずか1年足らずで、数種類のワクチンが実用化されました。これらの中には、技術的にもこれまで承認されたことのなかった新しいタイプのワクチンが含まれている点も注目を集めています。

日本で最初に承認されたファイザー社（アメリカ）のワクチンは、**mRNA（メッセンジャーアールエヌエー）ワクチン**です。モデルナ社（アメリカ）のワクチンもmRNAワクチン。アストラゼネカ社（イギリス）は**ウイルスベクターワクチン**を開発しました。

タンパク質の「設計図」を接種するワクチン

従来のワクチンは、生ワクチンでも、不活化ワクチンでも、コンポーネントワクチンでも、ウイルスや細菌そのもの、あるいはその断片や成分としてのタンパク質を接種していました。これに対し、mRNAワクチンやウイルスベクターワクチンでは、その**タンパク質を作るための設計図ともいえる遺伝情報をのせた分子を投与**します。**ウイルスベクターワクチンは他のウイルスにDNAを入れて接種**します。それによって体内でタンパク質を作らせ、そのタンパク質に対して免疫反応を起こさせるのです。

ターゲットとなるウイルスや細菌の抗原の遺伝子配列がわかれば、比較的短期間で作れるのが、これらのワクチンの特徴です（詳しくは第5章参照）。

新型コロナのワクチン

mRNA（メッセンジャーアールエヌエー）ワクチン

ウイルスの設計図ともいえるRNAを、人工の脂の膜にくるんでヒトに投与するワクチン。人体の細胞内に入ったRNAによりウイルスの一部であるタンパク質が作られ、免疫反応として抗体が作られる。比較的簡単に作れる

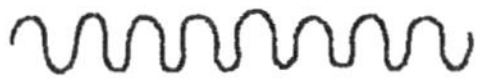

ウイルスベクターワクチン

ベクターといわれる無毒化したウイルスにDNAを入れて、ヒトに投与するワクチン。タンパク質（抗原）が作られ、免疫反応を起こす。比較的高い免疫が期待できるが、複数回の使用が難しい

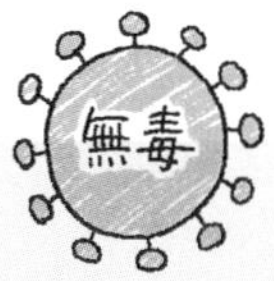
無毒

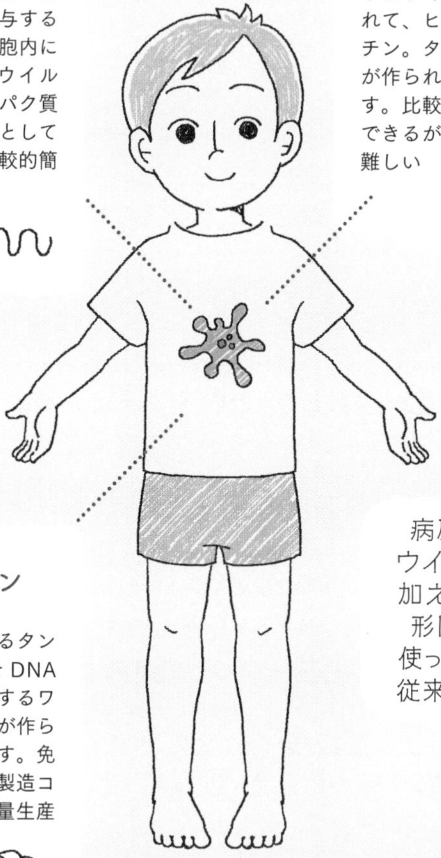

DNAワクチン

ウイルスの抗原となるタンパク質の遺伝情報をDNAにのせてヒトに投与するワクチン。タンパク質が作られ、免疫反応を起こす。免疫力はやや低いが、製造コストが抑えられ、大量生産が可能

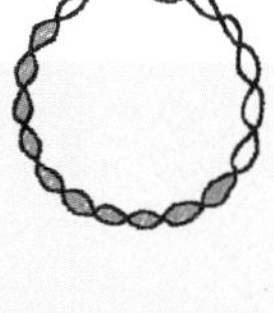

病原性のあるウイルスに手を加えて、安全な形に加工して使っていたのが従来のワクチン

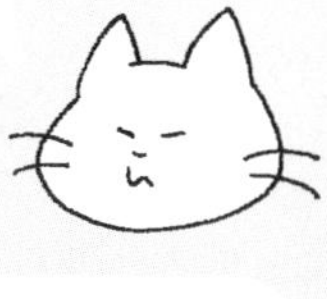

新しいワクチンはウイルスの遺伝情報の一部を活用しているんだ

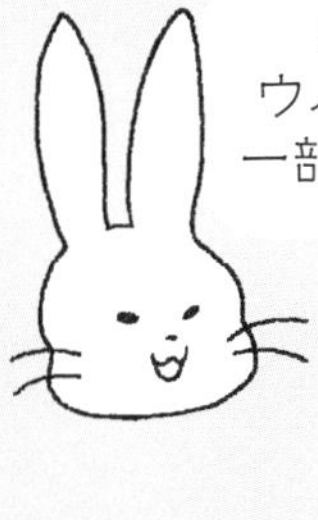

第1章 ワクチンとは？ 免疫とは？

まとめ

① 一度かかったら二度はかからない病気がある。この「二度なし」現象は免疫のおかげ。

② ワクチンを打つのは意図的に軽い病気にかかるようなもの。それにより重い病気を予防する。

③ ウイルスは細胞をもっていないので、他の生物の細胞内に侵入して増殖する。

④ 免疫には、不特定多数を相手にする自然免疫と、一度体に侵入した相手に対する獲得免疫がある。

⑤ 細菌が侵入してきたら、体を守るために、その細菌に合わせた抗体を作って戦う。

⑥ ウイルスが感染したときは、強い攻撃力をもつ免疫細胞がウイルスのいる細胞ごと破壊する。

⑦ これまでのワクチンは、生ワクチン、不活化ワクチン、コンポーネントワクチンの3種類だった。

⑧ ワクチンを接種することで現れる本来の目的以外の反応を「副反応」という。

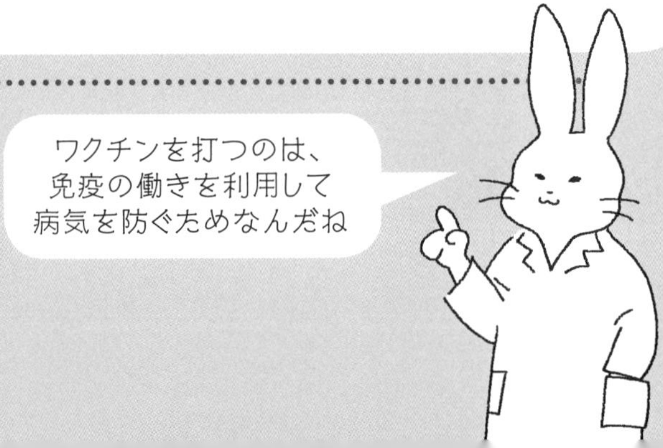
ワクチンを打つのは、
免疫の働きを利用して
病気を防ぐためなんだね

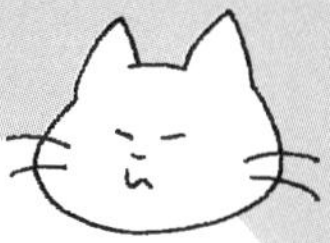

第2章

人類と免疫の戦い

20 かつての世界的感染拡大はどう終息したのか

「黒死病」とも呼ばれたペスト

感染症が世界中に広がり、多くの感染者と死亡者を出したことが過去には何度もあります。よく知られているのが**黒死病とも呼ばれたペスト**です。6世紀と14世紀には大流行があり、19世紀末～20世紀初めにかけても流行しました。このパンデミックがどうやって終息したのか、正確なことはわかっていませんが、**厳しい隔離と衛生状態の改善**などにより、感染が抑えられていったと考えられています。

ペストと同じように多くの人の命を奪った**天然痘ウイルス**は、**ワクチンの普及によって撲滅**されましたが、ペスト菌は地球上から消えたわけではありません。ただ、現在はワクチンがあり、抗生物質で治療でき、過去のような大流行が起こることはあまり考えられません。

「スペイン風邪」は弱い季節性のインフルエンザになった

今から100年ほど前には、**スペイン風邪と呼ばれたインフルエンザ**の大流行がありました。当時の世界人口は16億人。そのうちの**5億人が感染し、5000万人以上の死亡者**を出したといわれています。当時はまだワクチンがありませんでした。どのようにしてパンデミックが終息したのか、はっきりしたことはわかっていませんが、やはり隔離などの措置により、感染拡大が抑えられていったと考えられています。スペイン風邪の原因となったH1N1ウイルスは、変異を繰り返したことで現在では季節性のインフルエンザとなっています。

→ペスト菌による感染 MEMO

原因となるペスト菌は、ネズミに寄生したノミが媒介することでヒトに感染する。また、感染した人が放出する飛沫によっても感染が起こるため、感染が拡大しやすい。

感染症 克服の道

天然痘

1796年、英国のジェンナーが、世界最初の天然痘ワクチンの開発に成功。天然痘より症状の軽い牛痘を発症させることで、天然痘にかからない免疫を作り出した。この「牛痘接種法」が世界に広まり、1980年WHOが根絶を宣言する

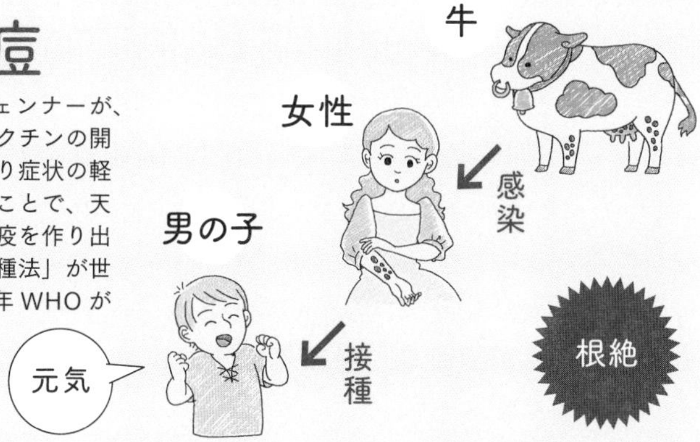
牛
女性
感染
男の子
元気
接種
根絶

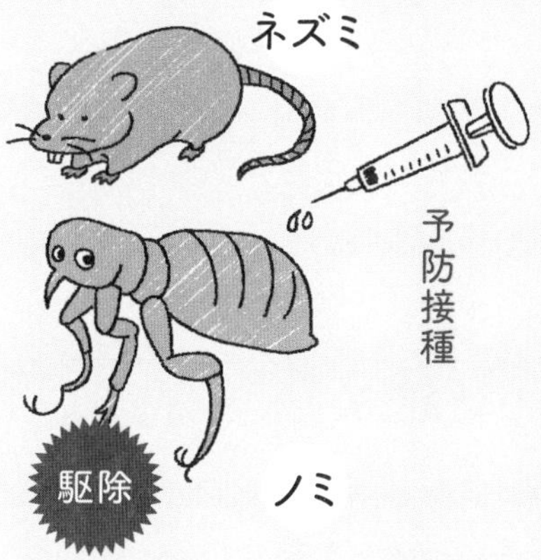
ネズミ
予防接種
駆除
ノミ

ペスト

1894年、日本の北里柴三郎が香港へ渡り、ペスト菌を発見。それにより有効な予防法、消毒法が実施され、治療法の研究も進む。対策としては、ペスト菌をもつネズミやノミなどを駆除して、抗菌薬の予防投与が一般的。現在でも、まだ一部の地域で感染者が発生している

治療へ

スペイン風邪

20世紀前半には、ウイルスが変異を続けて病原性が弱くなり、季節性のインフルエンザとなっていく。また感染地域が広がることで、集団免疫を得た。現在はワクチンもあり、治療も可能である

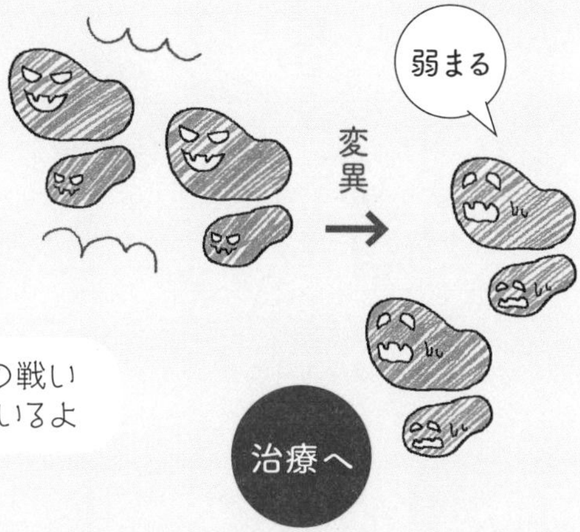
弱まる
変異
治療へ

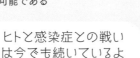

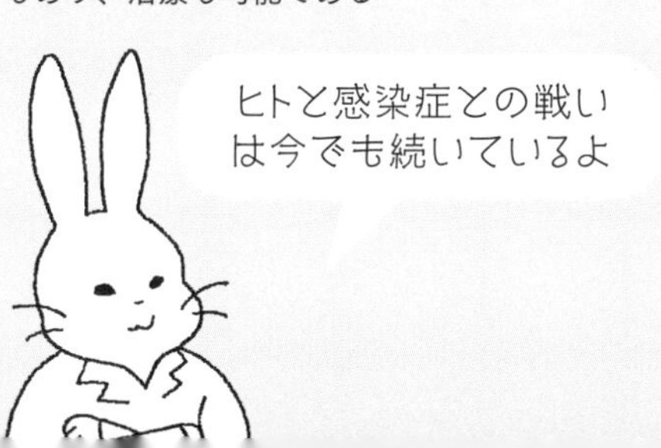
ヒトと感染症との戦いは今でも続いているよ

21 【戦いの歴史①】

ワクチンや血清療法が登場

病原体を弱毒化してワクチンを作った

1度かかると2度とかからない感染症があるという現象から、人類は感染症を克服するための2つの方法を考え出しました。1つは**ワクチンによって感染症を予防する方法**。もう1つは、**感染症を治療するための血清療法**です。

病原体を弱毒化することでワクチンを作ったのはルイ・パスツールです（1880年）。長期間放置して弱毒化したニワトリコレラの培養液をニワトリに飲ませたところ、新鮮なニワトリコレラ菌の培養液を与えても発病しなかったのです。ニワトリの体内で抗体ができていることはわかっていませんでしたが、ワクチンはこうして誕生しました。

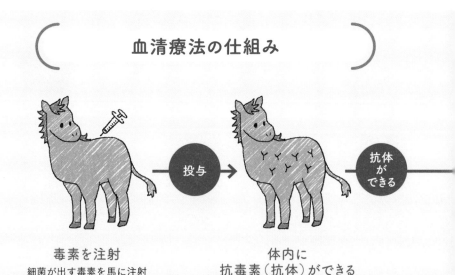

血清療法の仕組み

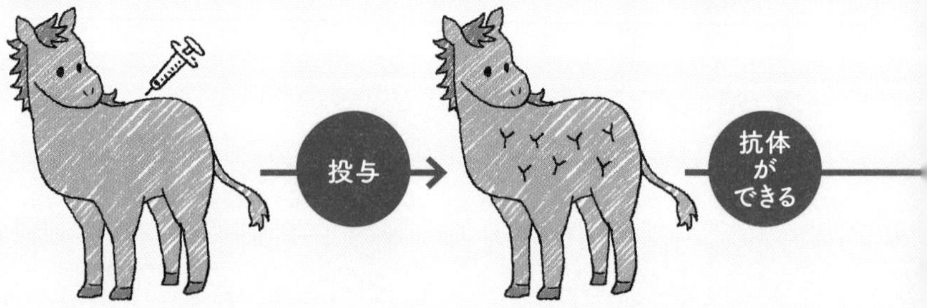
投与
抗体
が
できる

毒素を注射
細菌が出す毒素を馬に注射

体内に
抗毒素（抗体）ができる
注射によって、馬の体内に
抗毒素（抗体）を作る

抗体は「抗毒素」と呼ばれていた

北里柴三郎は**抗体による免疫反応**を発見しました（1890年）。破傷風菌が病気を起こすのは、感染した菌が毒素を出すためですが、その毒素を投与されても生き残った動物は、毒素に抵抗性をもつようになります。そして、抵抗性を発揮する因子が血清中に存在することを発見したのです。この因子とは抗体のことですが、当時は「抗毒素」と呼ばれていました。北里はエミール・ベーリングと共に血清療法を開発しました。まず、毒素を動物に投与して抗体（抗毒素）を作らせます。抗体は血清（血液の上澄み部分）に含まれるので、動物の血液から血清を取り出し、それを患者に投与するという治療法です。

➜ワクチンの名付け親 MEMO

感染症を予防するための薬剤を「ワクチン（vaccine）」と名付けたのはパスツールだった。ラテン語で雌牛を意味する「vacca」と、薬を意味する「ine」を組み合わせた。牛痘接種法を開発したジェンナーの功績をたたえての命名だといわれている。

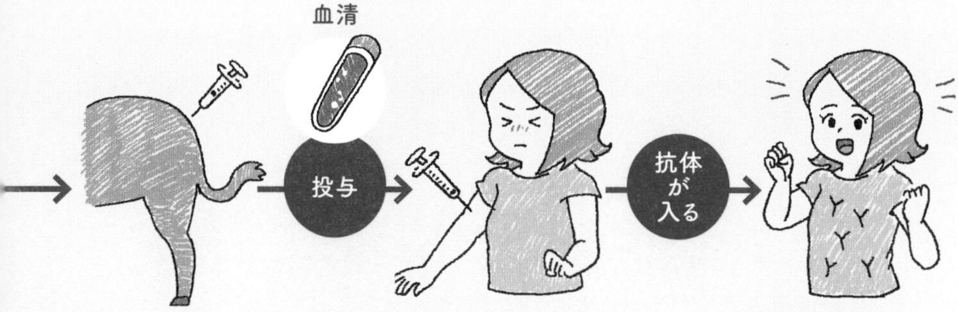
血清
投与
抗体が入る

採血して血清（血液の主成分）を取り出す
血清の中に抗毒素が含まれるので、採血して血清を取り出す

患者に投与
取り出した血清を精製して、患者に投与する

免疫が働く
免疫が働き、患者の体内に抗体ができる

22 【戦いの歴史②】失敗をのり越えてポリオ根絶に近づく

最初のポリオワクチンは不活化が不十分で失敗

ポリオは運動神経に感染が起こる病気で、小児麻痺と呼ばれることもあります。原因となる**ポリオウイルスは、カール・ラントシュタイナーによって発見**されました（1908 年）。**ポリオで死亡した子どもの脊髄を含む液体をサルに投与して、ポリオが起こることを確認**したのです。最初のワクチンは、**ジョン・コルマーが作った不活化ワクチン**でした（1934 年）。このワクチンは 1 万人に接種されましたが、不活化が不十分だったため、10 人の子どもに麻痺が起こり、死亡者も出てしまいました。このワクチンの接種はもちろん中止されました。

生ワクチンが普及してポリオは根絶に近づいた

ポリオウイルスの培養に最初に成功したのはジョン・エンダースです（1948 年）。そこからワクチン開発が進み、ジョナス・ソークがそれに成功しました（1953 年）。**サルの腎臓細胞で培養したポリオウイルスを、ホルマリンで不活化したワクチン**です。最初はサルの睾丸細胞を使っていたのですが、それでは接種するのを嫌がる人たちがいるだろうということで、腎臓細胞に切り替えたのです。

その後、**アルバート・セービンが生ワクチンの開発に成功**しています（1962 年）。有効性が非常に高く、日本を含めた世界各地で流行は終息に向かいました。

→ポリオの根絶へ MEMO

WHO は 1988 年の総会において、「2000 年を目途にポリオを根絶する」という決議を採択した。当時、世界のポリオ感染者は年間 35 万人いたが、2016 年には 37 人にまで減少。しかし、いまだに根絶できていない。

ポリオ根絶への道

❶ ポリオウイルスの発見

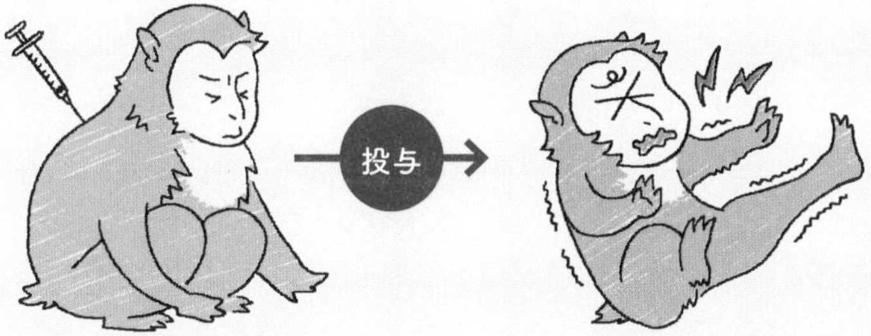
投与

サルに投与

ポリオで亡くなった子どもの脊髄を含む液体をサルに投与

ポリオを発症

そのサルにポリオが発症。ポリオウイルスを発見

❷ 最初のワクチン

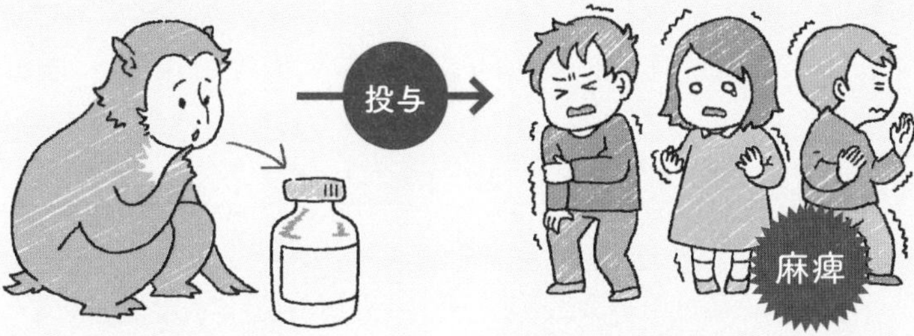
投与
麻痺

サルからワクチン

サルの脊髄を使った不活化ワクチンを1万人に接種

子どもに麻痺が起こる

接種した子どものうち、10人に麻痺が起こり、死亡例も起こる。不活化が不十分だったためで、接種は中止になる

❸ 生ワクチンの開発

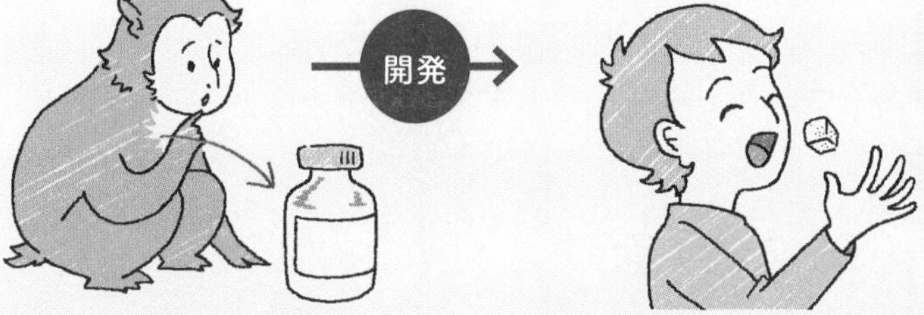
開発

サルの腎臓細胞からワクチン

あらたに不活化ワクチンの開発に成功。サルの腎臓細胞でウイルスを培養した

不活化ワクチンから生ワクチンへ

効果が高い生ワクチンの開発にも成功。角砂糖に生ワクチンを注入して、子どもに与えた

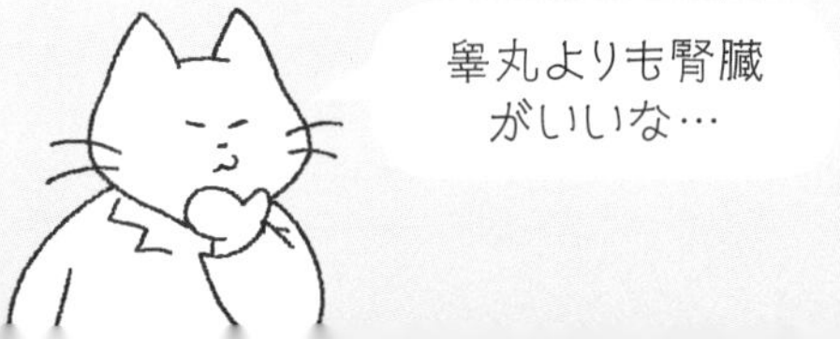
睾丸よりも腎臓がいいな…

23 【戦いの歴史③】ワクチンの接種率が上がると根絶できる病気

20世紀半ばに麻疹ワクチンが作られた

麻疹は「はしか」と呼ばれることもある病気で、原因となるのは非常に感染力が強い麻疹ウイルスです。この**ウイルスの分離に成功したのは、ポリオウイルスの培養にも成功していたジョン・エンダース**でした。麻疹にかかったエドモンストンという少年からウイルスを分離したのです（1954 年）。そこからワクチン開発を進め、エンダースが生ワクチンを作ることに成功しました（1960 年）。このとき使われたウイルスは、エドモンストン株という代表的な麻疹ウイルス株として、現在でも研究などに利用されています。

根絶が期待されるがまだ感染・流行が起きている

麻疹ワクチンは、その後、ムンプス（おたふく風邪）ワクチンと麻疹・風疹ワクチンを混合した 3 剤混合の MMR ワクチンとして接種されるようになりました。しかし、ムンプスワクチンの定期接種が中止になったことから、**現在日本では、麻疹ワクチンと風疹ワクチンの 2 剤を混合した MR ワクチン**が使われています。

WHO（世界保健機関）は天然痘根絶計画が進んでいた 1974 年に、ポリオと麻疹を根絶可能な感染症として、ワクチン接種を拡大する計画に取りかかりました。一時はアメリカなどで麻疹の排除に成功し、日本も 2015 年に麻疹排除状態と認められました。しかし、現在でも東南アジアなどからもち込まれたウイルスにより、国内で感染が起きています。スケジュール通りに 2 回の接種をきちんと受けることが大切です。

麻疹ワクチンの歴史

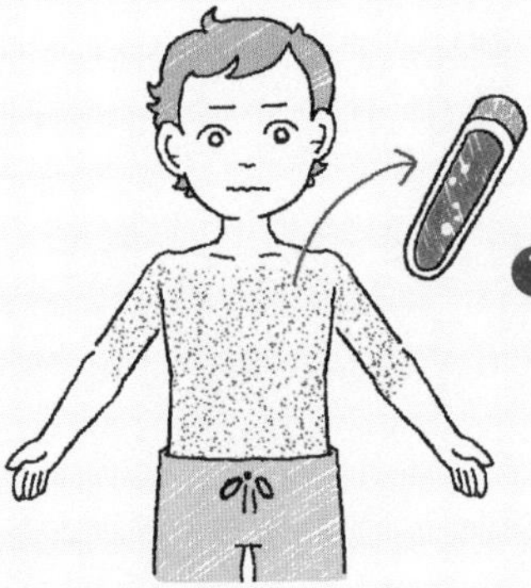

エドモンストン君

❶ 麻疹のウイルスを分離

1954年、麻疹にかかったエドモンストンからウイルスを分離することに成功

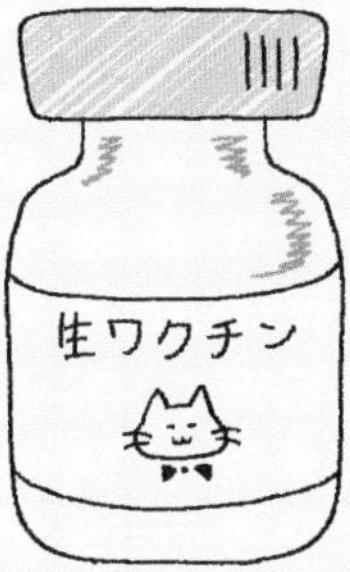
生ワクチン

1960年成功

❷ ワクチン化

開発を進めたエンダースは生ワクチンを作るのに成功。そのあと研究が進み、世界中に広まる

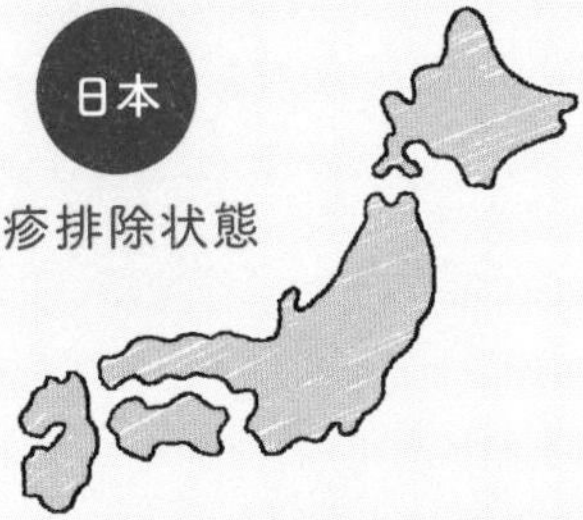
日本

麻疹排除状態

❸ 根絶可能な感染症へ

ワクチン接種が遅れていた日本でも、2015年に麻疹排除状態と認められる

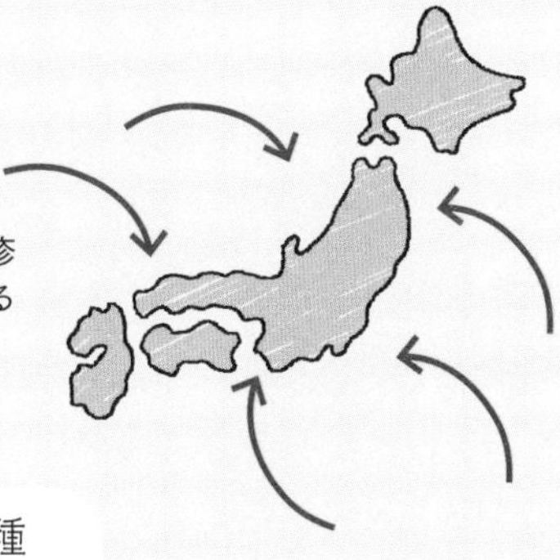

❸ もち込まれるウイルス

東南アジアなど、最近は海外から麻疹ウイルスがもち込まれ、流行している

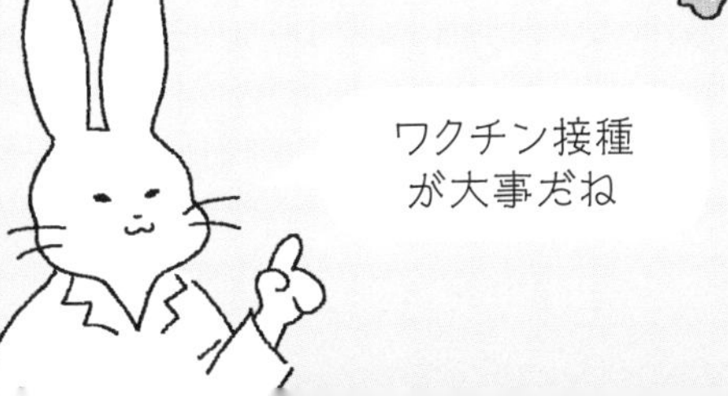
ワクチン接種
が大事だね

24 副反応の歴史

後遺症や死亡につながる副反応も起きた

「軽い病気にかからせ、それに似た重い病気を防ぐ」のがワクチンのコンセプトだとすれば、軽い病気で現れる症状がワクチンの副反応です。副反応が、接種部位が腫れて痛む、発熱する、頭痛がする、といった程度なら容認できますが、後遺症が残ったり、命に関わったりする副反応は困ります。ワクチンの歴史の中では、そうした副反応が起きてしまったこともあります。

それでも**感染症が猛威をふるっていた時代には、病気を防ぐ効果が注目され、副反応にはあまり目が向けられませんでした**。日本では戦後 GHQ の予防接種政策に沿って予防接種が進められ、ジフテリアワクチンの副反応で死亡者も出ましたが、あまり注目されませんでした。

副反応が起きたことで予防接種後進国に

ワクチンで感染が抑えられ患者数が減少すると、副反応に目が向けられるようになり、後遺症や死亡につながる副反応に厳しい目が向けられるようになりました。日本では 1992 年に種痘後脳炎の訴訟で国が敗訴。1993 年には、副反応の影響で MMR ワクチン（ムンプス・麻疹・風疹ワクチン）が接種中止となりました。ムンプスワクチンの製造方法に問題があり、少なくとも 800 人に 1 人が脳炎を起こし、死亡者も出てしまったのです。これがきっかけとなり、**1994 年に予防接種法が改正され、「集団接種・義務接種」から「個別接種・努力義務」へと大きく舵が切られました**。こういったこともあり、日本の予防接種は他国から大きな後れをとることにもなったのです。

副反応の意識の違い

同じ副反応でも受け止め方が違ってくる

感染者が多い

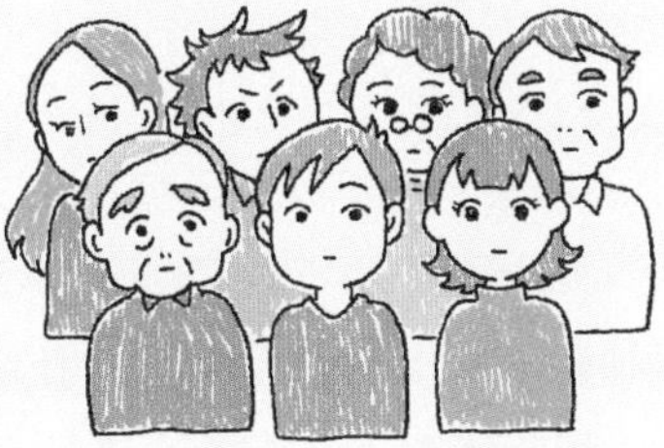

感染者がいない

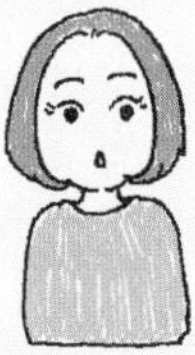

ワクチン接種

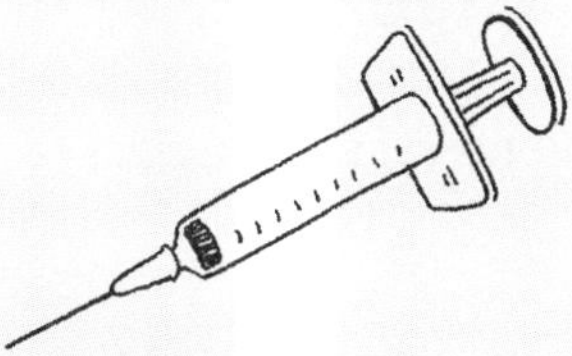

ワクチン接種

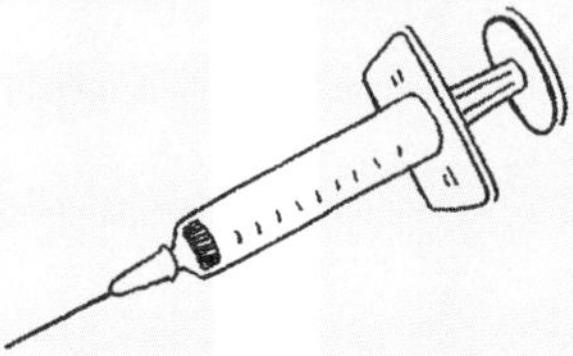

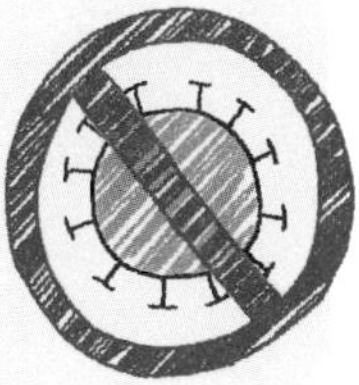

病気を予防する
効果に注目
利益が大きい

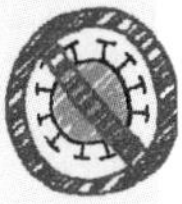

注目されにくく
利益はあまり
感じられない

副反応に
目が向かない

副反応に
厳しい目が向けられる

予防接種の効果と
リスクをどう見るか?

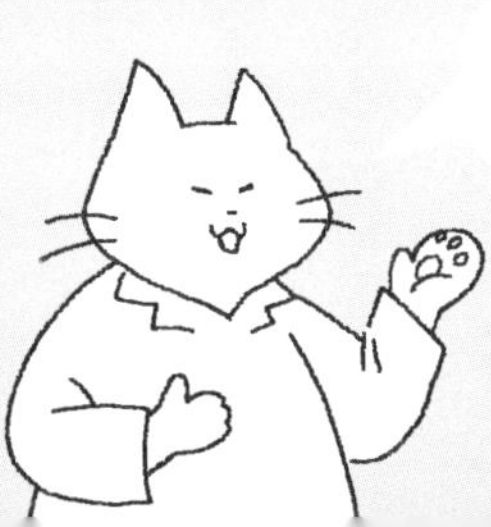

25 事故死の歴史

ワクチンの製造方法に問題があり死亡者が出た

ワクチン開発の歴史を振り返ると、不適切なワクチンを接種したことによる死亡事故も起きています。ポリオのワクチンを開発したのはジョナス・ソークですが（P54参照）、接種が始まってまもなく、カッター社（製造を担当した6社のうちの1社）で製造したワクチンの接種を受けた人の中に、ポリオ患者が発生したのです。カッター社のワクチンは38万人に接種され、そのうち204人がポリオを発症。11人が死亡するという大事件に発展しました。**ソークの指示した製造方法を守らなかったため、不活化が不十分だったのが原因**です。カッター事件と呼ばれています。

ワクチンによる過去の死亡事例

FILE No.1

ポリオの「カッター事件」

❶ カッター社が製造したポリオワクチンを接種

❷ 接種した人の中からポリオ感染者が発生

❸ 38万人に接種して204人が発症、11人が死亡した

❹ カッター社は製造停止とワクチン回収

❺ 以後、ワクチンの製造基準が強化される

百日咳（ひゃくにちぜき）ワクチンでも死亡者が出たことがある

百日咳のワクチンは、1949年に百日咳菌そのものを不活化した全菌体ワクチンが開発されています。副反応が強いワクチンでしたが、**1974～75年に接種後の死亡例が相次いで報告されたことで、接種が一時中断**されました。予防接種をやめた影響は大きく、百日咳の感染者数は1万人から3万人に増え、死亡者数も年間20人から100人に急増しました。その後、無細胞型ワクチンが日本で開発され、世界中でこのワクチンが使われるようになっています。1974～75年に起きたワクチン接種後の死亡については、副反応によるものではなく、遺伝子異常で起こる病気だったという報告もあります。

こうした事故死の歴史をのり越えることで、より安全なワクチンが生み出されるようになっていったのです。

MEMO

→製造基準の厳格化

カッター事件以降、ワクチンの製造基準は厳格になり、安全性が向上することになった。

FILE No.2

百日咳のワクチンによる死亡事例

❶ 百日咳の菌体成分が入った全菌体ワクチンを開発

❷ 副反応が強く、接種後の死亡例が相次ぐ

❸ 接種を一時中止する

❹ 中止後、感染者数が1万人から3万人に、死亡者数が年間20人から100人に急増

❺ 菌体を含まない無細胞型百日咳ワクチンを日本で開発。世界中で使用

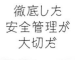

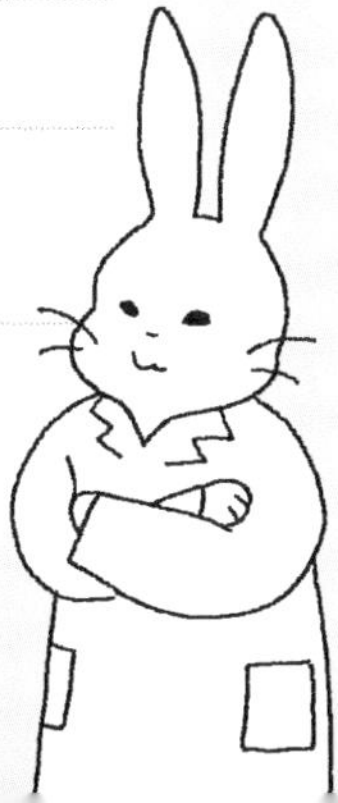
徹底した
安全管理が
大切だ

26 ノーベル賞で見るワクチン開発の歴史

北里柴三郎は惜しくも受賞を逃した

優れた研究で功績を残した人にノーベル賞が授与されるようになったのは、20 世紀が始まった 1901 年から。それよりも早い時代に功績を残しているジェンナーやパスツールは、もちろん受賞していません。ワクチン開発に関係する研究でノーベル賞を最初に受賞したのは、**第 1 回受賞者となったエミール・ベーリング**でした。「**ジフテリアに対する血清療法の研究**」で受賞しています。ところが、ベーリングの研究仲間で、破傷風の血清療法を開発した北里柴三郎は、残念ながら受賞できませんでした。

ポリオと麻疹のワクチン開発に貢献し受賞

ベーリングと北里の師である**ローベルト・コッホは、1905 年に「結核に関する研究と発見」でノーベル賞を受賞**しました。結核菌を発見し、ツベルクリン検査を生み出しています。

ポリオウイルスを発見したカール・ランドシュタイナーは、その研究ではなく、「ABO 血液型の発見」で 1930 年にノーベル賞を受賞しています。ポリオウイルスの増殖に成功したジョン・エンダースは、1954 年に「ポリオウイルスの増殖に関する研究」で受賞しました。その後、エンダースは麻疹ワクチンの開発にも成功しています。

多くの受賞者が出ていることから、免疫やワクチンの研究が及ぼした影響の大きさがわかります。近年目覚ましい発展をしている免疫学の分野では、20 世紀後半も、21 世紀に入ってからも、多くの学者がノーベル賞を受賞しています。

免疫学のノーベル賞受賞者たち

年	受賞者	受賞理由
1901	E・A・フォン・ベーリング	ジフテリアに対する血清療法の研究
1905	H・H・R・コッホ	結核に関する研究と発見
1908	P・エールリヒ	抗毒素と免疫に関する研究
	E・イリイチ・メチニコフ	食細胞に関する研究
1912	A・カレル	血管吻合および臓器移植に関する研究
1913	C・R・リシェ	アナフィラキシーに関する研究
1919	J・ボルデ	補体の発見
1930	K・ランドシュタイナー	ABO血液型の発見
1951	M・セーラー	黄熱病ワクチンの開発
1954	J・エンダース	ポリオウイルスの増殖に関する研究
1960	F・M・バーネット	後天的免疫寛容の発見
	P・B・メダワー	
1972	R・R・ポーター	抗体の化学構造に関する発見
	G・M・エーデルマン	
1977	R・ヤロー	ラジオイムノアッセイ法の開発
1980	G・D・スネル	細胞表面において免疫反応を規制する遺伝学的に決められた構造に関する発見
	J・ドーセ	
	B・ベナセラフ	
1984	N・K・イエルネ	モノクローナル抗体の作製原理の発見
	G・ケーラー	免疫系の発達と制御における選択制に関する諸理論
	C・ミルスタイン	
1987	利根川進	抗体の多様性を生成する遺伝的原理の解明
1990	E・D・トーマス	ヒトの疾病治療に関する臓器および細胞移植の研究（トーマスは骨髄移植、マレーは腎移植）
	J・E・マレー	
1996	R.M. ツィンカーナーゲル	細胞性免疫防御の特異性に関する発見
	P.C. ドハティー	
2011	ラルフ・マーヴィン・スタインマン	樹状細胞と、獲得免疫におけるその役割の発見
	ジュール・ホフマン	自然免疫の活性化に関する発見
	ブルース・ボイトラー	

毒をもつクラゲの研究から、過剰アレルギー反応「アナフィラキシー・ショック」を発見した

セーラーは黄熱病の研究中に感染して発病。何とか死を免れ、ワクチンを開発する前に抗体を獲得していた

成長するに従って、抗体の遺伝子がダイナミックに動いて組換わって、その組み合わせの数だけ抗体を作り出していることを発見した

免疫学の本庶佑先生（京都大学）も
2018年にノーベル生理・医学賞を受賞しました

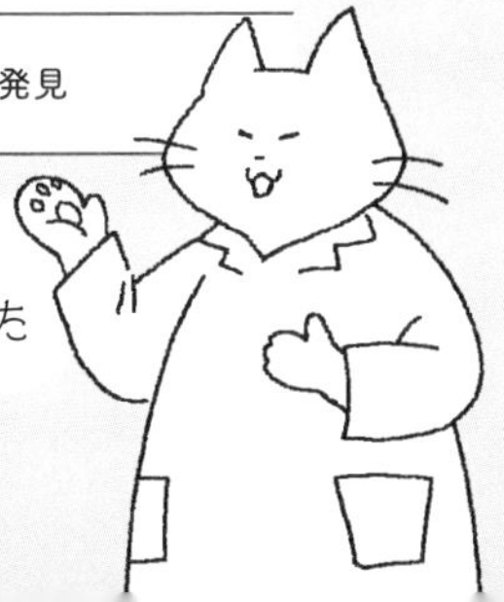

第2章 人類と免疫の戦い

まとめ

① 人類は、ペスト、天然痘、スペイン風邪などによる世界的感染拡大をのり越えてきた。

② どうして効くのかはわからないまま、病気を防ぐワクチンは誕生した。

③ 数々の失敗をのり越えて、ワクチンが普及することでポリオは根絶に近づいた。

④ 麻疹はワクチン接種率が上がることで根絶が可能といわれている。

⑤ 副反応が起こるのは仕方ないが、後遺症が残ったり命に関わったりする副反応は許されない。

⑥ いくつもの死亡事故をのり越えて、ワクチンの安全性は向上してきた。

⑦ 免疫やワクチンに関わる研究を行った学者が、何人もノーベル賞を受賞している。

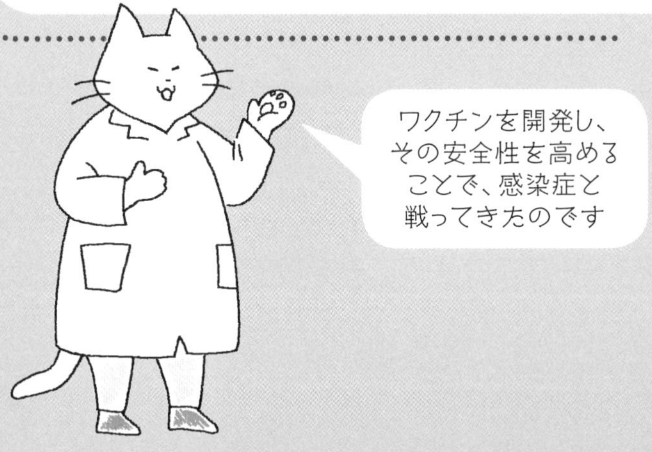
ワクチンを開発し、
その安全性を高める
ことで、感染症と
戦ってきたのです

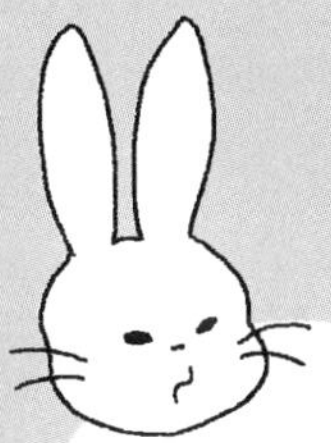

第 3 章

子どもたちとワクチン

27 ロタウイルスワクチン――冬の激しい下痢を予防

激しい嘔吐と下痢で幼児の命を奪うことも

ロタウイルス感染症は、**冬に発症しやすく、日本では5歳未満の子どもが年間約120万人も感染し、そのうち3万人ほどが入院**する状態になっています。子どもも大人もかかる病気ですが、乳幼児が感染すると、命に関わることもあります。ロタウイルスに感染して胃腸炎を発症すると、激しい下痢や嘔吐といった症状が現れます。ウイルスが腸管の粘膜に感染することで、こうした症状を引き起こすのです。感染源となるのは、感染した人の嘔吐物や糞便。それらが付いたものを口にしたり、それらが空気中に飛び散って付着したチリを吸い込んだりすることで感染が起こります。

ロタウイルスの感染ルート例

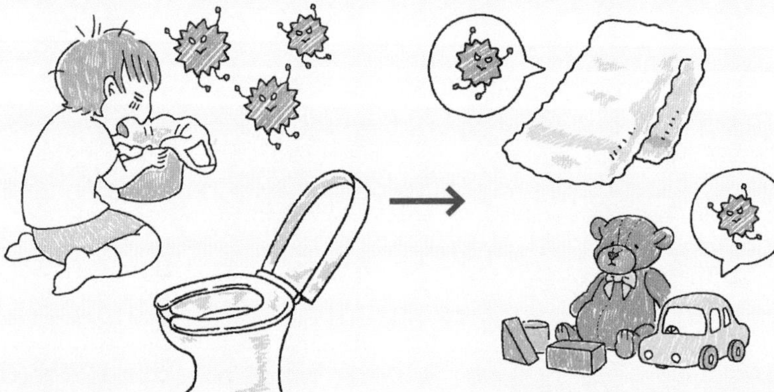

糞便・嘔吐物
糞便や嘔吐物の中にウイルスがある。それを処理した手で他を触ると、そこから感染が広がる

家具・タオル・おもちゃ
ヒトからモノへの間接的な感染。ウイルスは条件次第で10日間は生きられる

世界中では、年間約60万人の子どもがこの感染症で死亡しており、ワクチンの開発が待たれていました。

安全性が再確認され定期接種に

現在使われているのは、2010年代に承認された2種類のワクチンです。どちらも注射ではなく経口投与するワクチンです。腸管の粘膜に感染したロタウイルスは血液中に入ってこないため、血液中に抗体ができても感染を抑えるのに役立たないからです。

ロタウイルスのワクチンは、日本では2011年から任意接種でした。しかし、腸閉塞の一種である**腸重積が増える心配がないことなどが改めて確認され、2020年10月から定期接種**となっています。

➜定期接種と任意接種 MEMO

定期接種とは、予防接種法という法律に基づいて公費で実施する予防接種。対象となる病気や年齢などが定められ、市町村が実施する。任意接種は、国が使用を認めているものの、定期接種となっていないワクチンの接種。費用は基本的に個人負担となる。

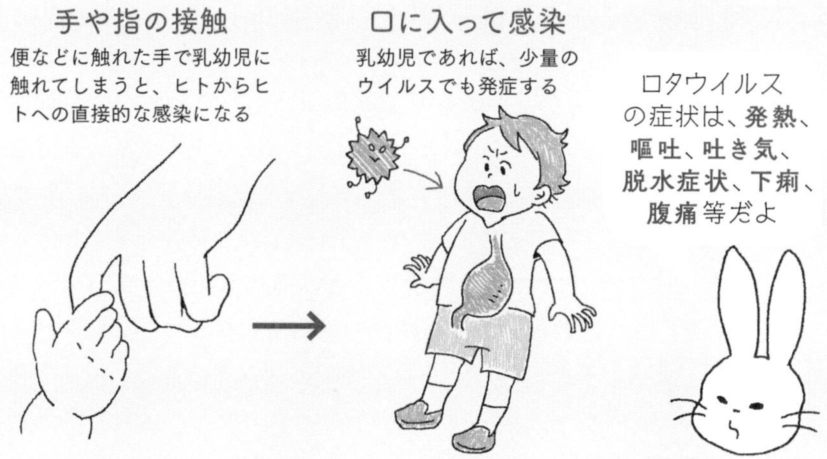
手や指の接触
便などに触れた手で乳幼児に触れてしまうと、ヒトからヒトへの直接的な感染になる
口に入って感染
乳幼児であれば、少量のウイルスでも発症する
ロタウイルスの症状は、発熱、嘔吐、吐き気、脱水症状、下痢、腹痛等だよ

原因	感染	ワクチン	接種時期
ロタウイルス。冬季に乳幼児が急性の胃腸炎を引き起こす	腸管の粘膜に感染	2種類（1価と5価の生ワクチン、定期接種、経口）	生後6週から接種でき（推奨8週から）、4週間隔で2～3回接種する。間隔が短いので、初回接種を生後8～15週未満には開始する

28 ヒブワクチン——小児の髄膜炎や敗血症を防ぐ

インフルエンザを起こさないインフルエンザ菌

ヒブワクチンの「ヒブ（Hib）」とは、ヘモフィルス・インフルエンザ菌ｂ型（*Heamophilus influenzae* type b）という細菌のこと。インフルエンザ菌というと、いかにもインフルエンザを起こす細菌のようですが、実はそうではありません。インフルエンザの原因がわかっていなかった19世紀末、インフルエンザにかかった人から菌を分離することに成功し、これが原因だろうと考え、「インフルエンザ菌」と名付けてしまったのです。**20世紀になって、インフルエンザの原因でないことが明らかになりましたが、インフルエンザ菌の名前はそのまま残って**しまいました。

発症すると3〜6%が死亡し後遺症が残ることも

ヘモフィルス・インフルエンザ菌ｂ型は、インフルエンザは起こしませんが、子どもの重い病気を引き起こすことがあります。**5歳未満の子どもでは、Hib髄膜炎が年間10万人あたり7.71人に、敗血症が5.1人に起きていました**。その他、喉頭蓋炎や関節炎などが起こることもあります。これらを発症すると、適切な治療を受けても3〜6%が死亡し、髄膜炎の場合は難聴や知的障害などの後遺症が残ることもあります。そのためワクチンが必要とされていました。ヒブワクチンは2013年から公費で行われる定期接種となり、優れた予防効果を発揮しています。

Hib髄膜炎の年次別発症数の変化

（5歳未満の人口10万人あたり）

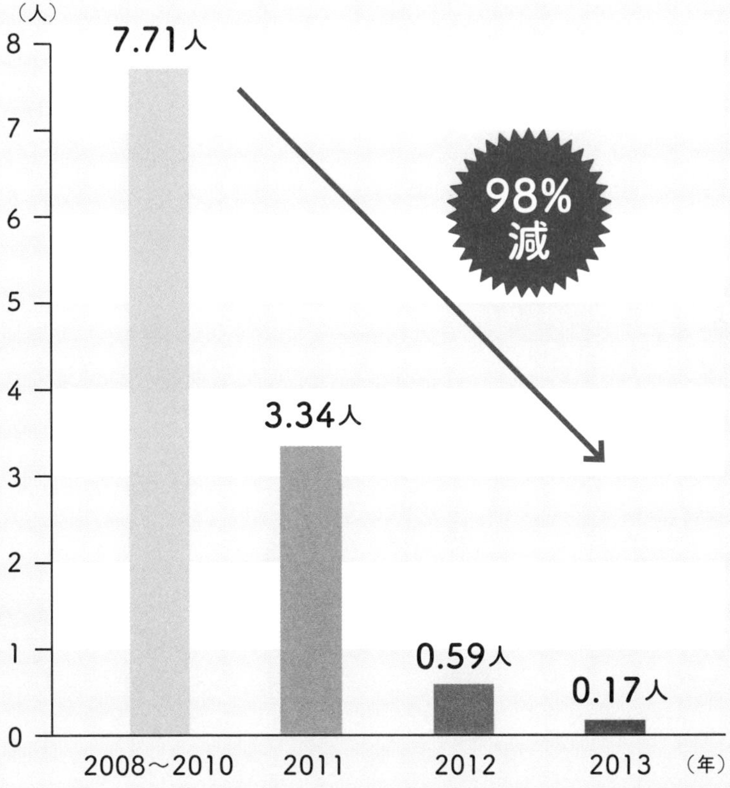
（人）
8
7
6
5
4
3
2
1
0
7.71人
3.34人
0.59人
0.17人
98%減
2008〜2010
2011
2012
2013
（年）

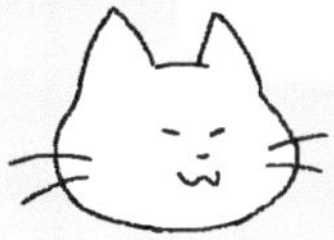
髄膜炎にともなう合併症で、
死亡や発達障害が起こる
ケースもあるんだ

原因	感染	ワクチン	接種時期
ヒブ（Hib）という細菌。3ヵ月から5歳の子どもが髄膜炎や中耳炎、肺炎を引き起こす	脳を包む髄膜、喉の奥などに感染	ヒブ（Hib）ワクチン（不活化ワクチン、定期接種、皮下注射）	生後2ヵ月〜5歳の誕生日前日までに接種。4〜8週間隔で3回、3回目から7ヵ月〜13ヵ月以上あけて4回目を接種する

29 肺炎球菌ワクチン――子どもにも高齢者にも必要

死亡リスクを下げるためにワクチンが必要

肺炎球菌は子どもにとっても、高齢者にとっても怖い細菌です。

子どもの場合、発症しても症状が風邪と似ているため早期診断が難しく、髄膜炎、敗血症、肺炎、気管支炎、中耳炎などを起こすことがあります。5歳未満では、10万人あたり、肺炎球菌による髄膜炎が年間2.8人に、敗血症が22.2人に起きています。髄膜炎が起きた場合、**死亡率は7～10%という高さで、30～40%に難聴や知的障害などの後遺症が残る**とされています。

大人にとっても影響が大きく、日本人の死因の第5位が肺炎（誤嚥性肺炎を除く）ですが、その原因菌の第1位が肺炎球菌なのです。

7価ワクチンと13価ワクチンの違い

2013年11月から従来の7価ワクチン（PCV7：7種の肺炎球菌に予防効果があるワクチン）から、13価ワクチン（PCV13：13種の肺炎球菌に予防効果があるワクチン）に切り替わった

PCV7
7価肺炎球菌結合型ワクチン
4,6B,9V,14,18C,19F,23F

PCV13
13価肺炎球菌結合型ワクチン
1,3,4,5,6A,6B,7F,9V,14,18C,19A,19F,23F

13種の肺炎球菌以外による感染症は予防できないのです

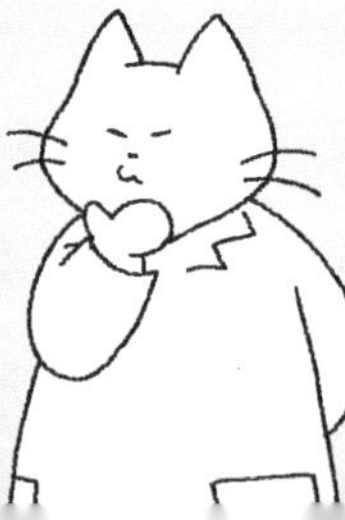

肺炎球菌ワクチンが時代遅れになりつつある

肺炎球菌に感染して発症した場合、抗菌薬による治療が行われますが、耐性菌が多く治療が難しいのが現実です。そこで、**ワクチン接種による予防が重要**とされています。

子どもに対しては2013年からは公費で行われる定期接種となっています。現在使われているのは13価ワクチンですが、これではカバーできない肺炎球菌が増えているため、さらに多価のワクチン開発が進められています。65歳以上の高齢者に対しては2016年から定期接種が始まりました。5年で効果が低下するので、5年毎に追加接種することが推奨されています。

MEMO

→13価ワクチン

肺炎球菌には多くのタイプが存在するが、その中で肺炎球菌感染症を起こしやすい上位13種に対するワクチン。2000年に上位7種に対する7価ワクチンが作られたが、カバーできない肺炎球菌が増えたために13価ワクチンが作られた。日本では2013年から使用。13価ワクチンのカバー率は当初50%だったが、すでに4%にまで低下している。

肺炎球菌の症状

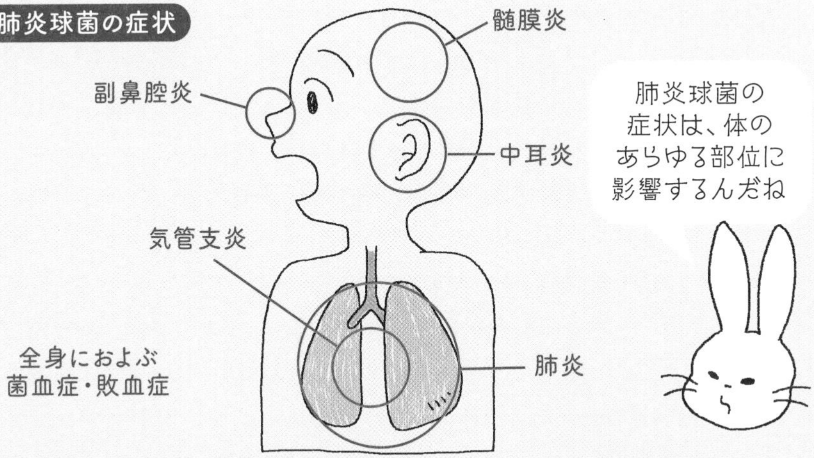
髄膜炎
副鼻腔炎
中耳炎
気管支炎
肺炎
全身におよぶ
菌血症・敗血症
肺炎球菌の
症状は、体の
あらゆる部位に
影響するんだね

原因	感染	ワクチン	接種時期
肺炎球菌。子どもから大人まで感染	乳幼児は主に気道に感染するが、全身のあらゆる部位に感染	肺炎球菌ワクチン（不活化ワクチン、定期接種、皮下注射）	生後2ヵ月〜5歳の誕生日前日までに接種。4週間隔で3回、生後12〜15ヵ月未満に4回目を接種する。65歳以上の高齢者は5年毎に定期接種を1回受ける

30 4種混合ワクチン――ジフテリア、百日咳、破傷風、ポリオを防ぐ

4種のワクチンをまとめて接種

4種混合ワクチンは、「DPT-IPV」と呼ばれることもあります。ジフテリア（Diphtheria）、百日咳（ひゃくにちぜき）（Pertussis）、破傷風（はしょうふう）（Tetanus）、ポリオ（Polio）の頭文字をとったもの。「**ジフテリア・百日咳・破傷風ワクチンと不活化ポリオワクチンの混合ワクチン**」という意味です。

ジフテリアは1948年から、百日咳は1950年から、破傷風は1968年から公費での定期接種。ポリオは1963年から生ワクチンが定期接種されていましたが、2012年から不活化ワクチンが使われています。

致死率の高い怖い病気を予防する

ジフテリアは、**ジフテリア菌の飛沫感染**で起こります。心臓の筋肉や神経に影響が現れ、目や横隔膜などの麻痺、窒息、心不全などが起こります。発症した場合の致死率は5～10%です。

百日咳は、**百日咳菌が飛沫感染や接触感染する**ことで起こります。咳が続くのですが、新生児は急に無呼吸になることもあります。発症した場合の致死率は約10%です。

破傷風は、**土の中にいる破傷風菌に傷口から感染**します。菌が出す神経毒で口を開けにくくなったり、呼吸筋が麻痺したりします。発症すると10～20%が死亡する怖い病気です。

ポリオは、**ポリオウイルスの接触感染や経口感染**で起こります。運動神経に感染するため、筋肉が麻痺して動かせなくなります。

4種の病気とワクチン接種

ジフテリア

致死率 5〜10%

【原因】
ジフテリア菌

【感染】
上気道に感染。発熱、喉の痛み、嚥下困難（水や食べ物が飲み込みにくくなる）、かすれ声、倦怠感など

【ワクチン】
4種混合ワクチン（DPT-IPV）、3種混合ワクチン（DPT）、2種混合ワクチン（DT）

百日咳

致死率 約10%

【原因】
百日咳菌

【感染】
鼻咽頭や気道に感染。風邪症状、鼻水、咳、急性呼吸器感染症

【ワクチン】
4種混合ワクチン（DPT-IPV）、3種混合ワクチン（DPT）

ポリオ

致死率 5〜10%

【原因】
ポリオウイルス

【感染】
ヒトの口から入って腸で増える。約95%が無症状、軽症だが、残り約5%に発熱、頭痛、喉の痛み、吐き気、嘔吐といった風邪のような症状が現れる

【ワクチン】
4種混合ワクチン（DPT-IPV）

破傷風

致死率 10〜20%

【原因】
破傷風菌

【感染】
ケガなどをした傷口から感染。開口障害、首筋の張り、顔の筋肉がこわばり、全身けいれん

【ワクチン】
4種混合ワクチン（DPT-IPV）、3種混合ワクチン（DPT）

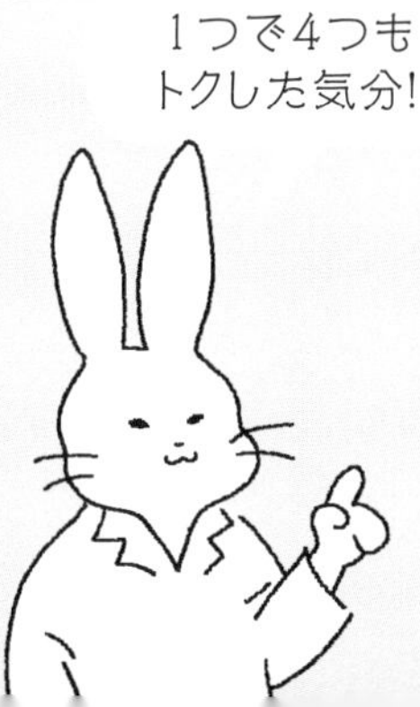
1つで4つも
トクした気分!

接種スケジュール

4種混合ワクチンは、第1期として、生後3ヵ月から1歳までに4回接種する。3〜8週間隔で3回、3回目の12〜18ヵ月後（6ヵ月後から接種可能）に4回目を接種。そのあと第2期として、11歳から13歳未満のうちに2種混合ワクチン（ジフテリア（D）、破傷風（T）の2種類に効くワクチン）を1回接種する。この2種混合ワクチンの代わりに、3種混合ワクチンを接種してもよいとされる（任意接種）。ワクチンはどれも、不活化ワクチン、皮下注射。

31 BCG——結核を予防するために100年前に誕生

結核は決して「昔の病気」ではない

　結核を予防するためのワクチンがBCGです。結核菌の感染経路には、ごく小さな飛沫である飛沫核による感染（空気感染）、飛沫感染、経口感染、接触感染、母親から子どもへの経胎盤感染などがあります。よく知られているのは、**咳、呼吸困難、発熱などの症状が出る肺結核**ですが、腎臓、リンパ節、骨、脳などに感染して症状が現れることもあります。BCGは1951年から公費で行われる定期接種になっています。

　結核というと、昔の病気であると思われがちですが、**現在でもマラリア、HIV感染症と並んで世界の3大感染症の1つ**です。日本でも年間1万6000人ほどが結核にかかっています。

ワクチン名には開発者の名前が刻まれている

　BCGは100年前に開発されたワクチンです。ワクチン名のBは「細菌」を意味するBacillusから、CとGは2人の開発者の名前、カルメット（Calmette）とゲラン（Guerin）からとっています。

　カルメットとゲランは、**結核菌をウシの胆汁を含む培地で培養し、それを230代繰り返すことで、病原性をなくすことに成功**。こうして結核菌に対する生ワクチンが誕生したのです。このワクチン開発に、2人は1908年から1921年までの13年間を費やしました。

結核とその患者数

原因	感染	ワクチン	接種時期
結核菌。咳、痰、発熱、風邪、呼吸困難等を引き起こす	主に肺の中で増殖。結核菌をはじめて吸って、10〜15％の人はその後1、2年のうちに発病	BCGワクチン（生ワクチン、定期接種、経皮スタンプ）	生後11ヵ月（1歳未満）までに1回接種する。標準的な接種期間は生後5ヵ月から生後8ヵ月未満までに行う

日本と諸外国との結核罹患率の比較

平成30年の結核罹患率（人口10万対）。日本は近隣アジア諸国に比べて低い水準にあり、欧米諸国の水準に近づきつつある

国名	罹患率	年次	国名	罹患率	年次
アメリカ	2.7	2017	日本	12.3	2018
オランダ	4.6	2017	中国	55	2017
オーストラリア	5.9	2017	ベトナム	108	2017
イタリア	6.4	2017	インドネシア	167	2017
イギリス	7.9	2017	フィリピン	302	2017

年代別の新規登録結核患者数割合（平成30年）

発症者の6割が70歳以上。加齢にともなう免疫の低下が原因と思われる

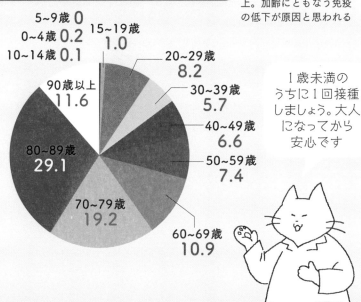

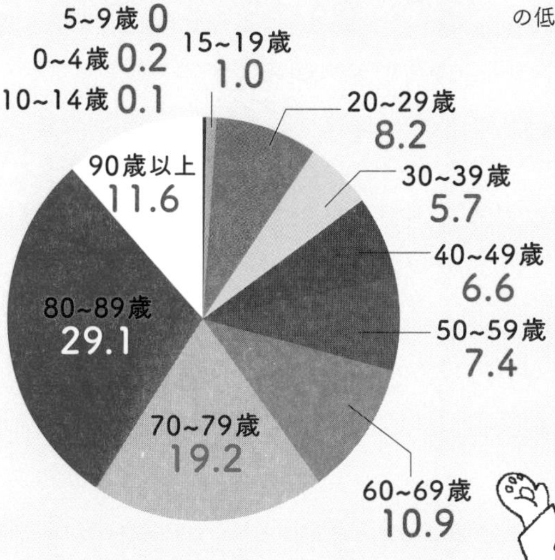
5~9歳 0
0~4歳 0.2
10~14歳 0.1
15~19歳 1.0
20~29歳 8.2
30~39歳 5.7
40~49歳 6.6
50~59歳 7.4
60~69歳 10.9
70~79歳 19.2
80~89歳 29.1
90歳以上 11.6

1歳未満のうちに1回接種しましょう。大人になってから安心です

32 麻疹風疹混合（MR）ワクチン ——麻疹と風疹を予防

麻疹は感染力が強く死亡することもある病気

麻疹（Measles）と風疹（Rubella）を予防する混合ワクチンです。

麻疹ウイルスは非常に感染力が強く、飛沫核感染（空気感染）、飛沫感染、接触感染します。麻疹が発症すると、**高熱、鼻水、咳、目の充血、赤い発疹、肺炎、中耳炎、心筋炎、脳炎**などの症状が現れ、**適切な治療を行っても1000人中1.5人が死亡**します。また、数年たってから亜急性硬化性全脳炎（SSPE）を起こすこともあります。

風疹ワクチンを受けていない男性に接種を

風疹ウイルスは、飛沫感染と接触感染します。発症すると、**発熱、赤く細かい発疹、首のリンパ節の腫れ**、といった症状が現れます。症状は比較的軽いのですが、**妊娠中の女性が感染すると、生まれてくる子どもが先天性風疹症候群（CRS）**になることがあります。赤ちゃんの白内障、難聴、心臓の奇形が3大徴候です。

麻疹ワクチンは1978年から公費で行う定期接種になっています。風疹ワクチンは1962年に女子だけ定期接種になり、男子も定期接種になったのは1979年からでした。そのため、それ以前に生まれた男性は風疹ワクチンの公的な接種の機会がなかったのです。この世代の男性のワクチン接種を進め、抗体保有率を高めることが、妊婦さんを風疹から守ることにつながります。

風疹ワクチンの定期予防接種と年齢の関係（令和3年6月現在）

原因	感染	ワクチン	接種時期
風疹ウイルス。発熱して、淡紅色の発疹が全身に現れる	体内に感染。発熱、発疹、リンパ節が腫れる	麻疹風疹混合（MR）ワクチン（生ワクチン、定期接種、皮下注射）	第1期として、感染リスクが高いため1歳から2歳の間に、早めに1回接種する。第2期として、小学校入学の前年（通常、幼稚園、保育所の最年長児）に1回接種する

生まれ年で見る風疹ワクチンの予防接種の状況

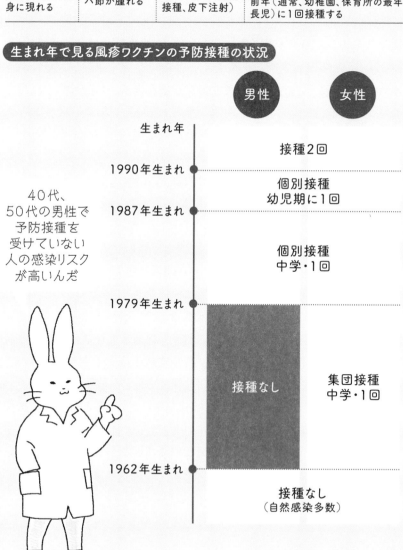

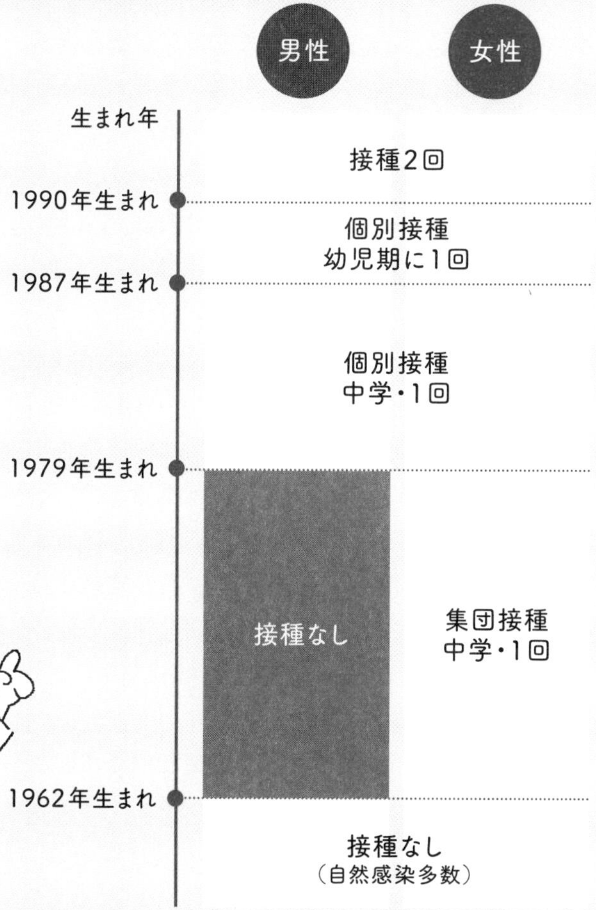
男性
女性
生まれ年
接種2回
1990年生まれ
個別接種
幼児期に1回
1987年生まれ
個別接種
中学・1回
1979年生まれ
接種なし
集団接種
中学・1回
1962年生まれ
接種なし
（自然感染多数）

40代、
50代の男性で
予防接種を
受けていない
人の感染リスク
が高いんだ

33 水痘ワクチン――水痘の他に帯状疱疹も予防

日本人研究者が開発したワクチン

水痘（すいとう）は一般に「**みずぼうそう**」と呼ばれている病気で、水痘・帯状（たいじょう）疱疹（ほうしん）ウイルスに感染することで発症します。感染経路は飛沫核感染（空気感染）、飛沫感染と接触感染です。発症すると、**発熱し、液体が入った赤い発疹が頭皮や粘膜も含む全身に現れます**。この発疹が、数日かけてかさぶたになります。健康な子どもなら自然に治りますが、大人、アトピー性皮膚炎の人、免疫不全の人は重症化しやすいことがわかっています。

水痘ワクチンは、日本人研究者の高橋理明が開発に取り組み、1974年に弱毒化した生ワクチンが完成しました。

同じワクチンが帯状疱疹の予防にも有効

水痘の症状が消えても、水痘・帯状疱疹ウイルスは体の中から消えるわけではありません。神経節に入り込んで、ひっそりと潜伏を始めるのです。それから何年経っても、**何十年経っても、水痘・帯状疱疹ウイルスは神経節に潜伏していて、免疫機能が低下すると皮膚等に出てきて症状を起こします**。これが帯状疱疹です。主に体の片側にだけ、帯状に発疹が現れるのが特徴的な症状です。約10%の人に帯状疱疹後神経痛が残ります。

最近になって、水痘ワクチンは帯状疱疹の発症を抑えるのにも効果的であることがわかってきました。そこで、帯状疱疹を予防する目的で、50歳以上の人も接種を受けることができます。

水痘の発生とウイルスが潜伏して帯状疱疹となる仕組み

❶水痘

水痘・帯状疱疹ウイルスが体内に侵入し、神経節に潜伏。全身に発疹や痛みがある

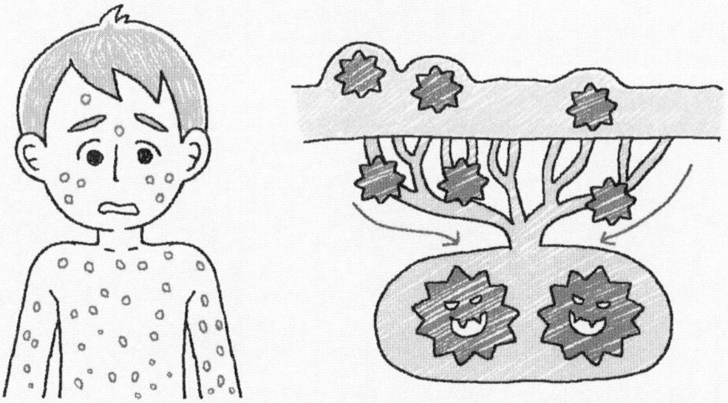

❷潜伏期

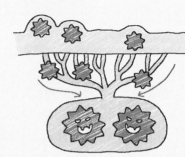

水痘・帯状疱疹ウイルスは休眠状態となり、体にも特に症状なし

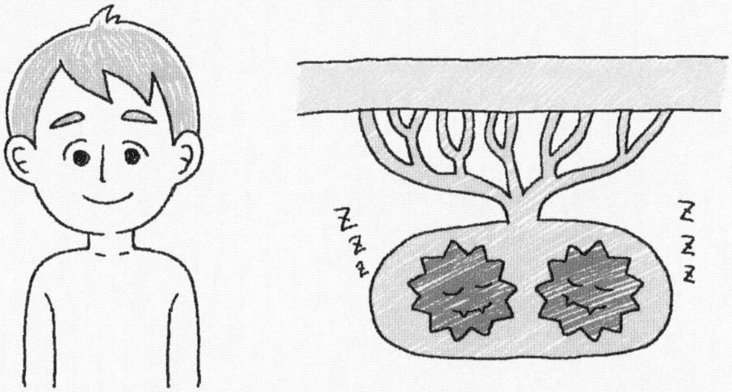

❸帯状疱疹

加齢による免疫機能の低下や、疲労、ストレスにより、ウイルスが再活性化。体の左右どちらかに赤い斑点が現れ、ピリピリ、チクチクと痛む

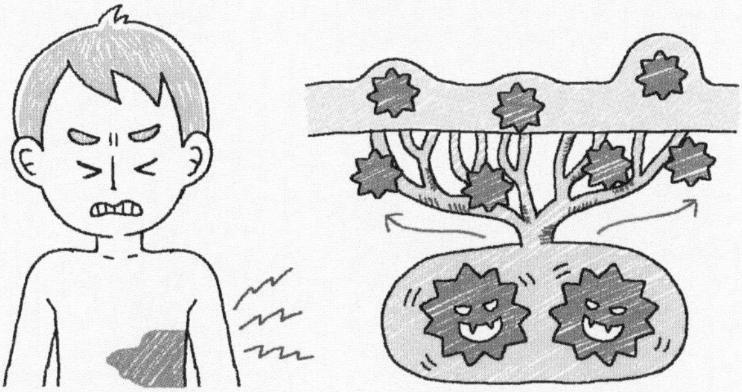

原因	感染	ワクチン	接種時期
水痘・帯状疱疹ウイルス	体内に感染。感染力が強く、感染者の咳やくしゃみを吸い込むと感染する	水痘ワクチン（生ワクチン、定期接種、皮下注射）	1歳になったらすぐに（1歳3ヵ月までに）1回目を接種。しっかり免疫をつけるために、最低3ヵ月以上（標準的には6ヵ月から1年まで）の間隔をあけて2回目を接種する

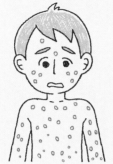

34 おたふく風邪ワクチン――難聴や無菌性髄膜炎も防ぐ

おたふく風邪は難聴などを起こすことがある

おたふく風邪には、**流行性耳下腺炎（ムンプス）**という正式な病名があります。原因となるのはムンプスウイルスで、感染経路は飛沫感染と接触感染です。発症すると、**発熱して、耳の下に位置する耳下腺が腫れる**という特徴的な症状が現れます。

おたふく風邪は、かつては「たいしたことない病気」と思われていました。しかし、発症した人の0.1～0.5%が治療法のないムンプス難聴に、3～10%が無菌性髄膜炎になります。また、成人男性がかかると、約25%が不妊症の原因になりうる睾丸炎を起こしてしまいます。

おたふく風邪で現れる症状

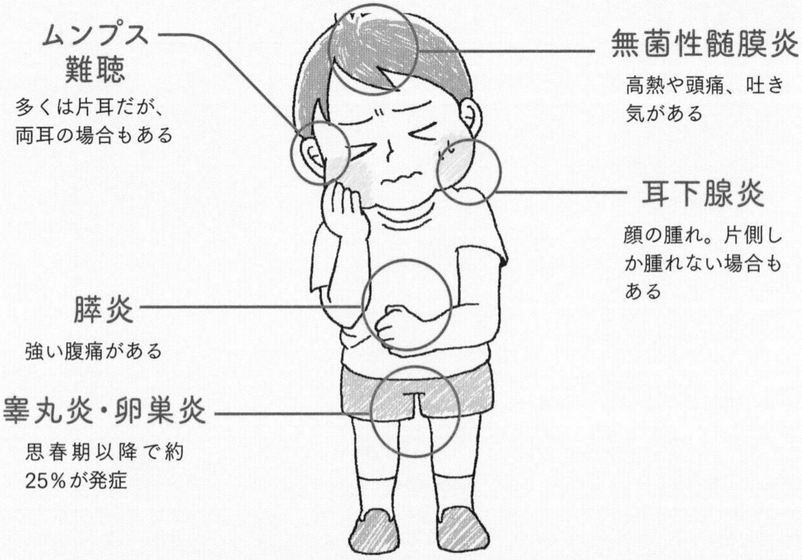
ムンプス難聴
多くは片耳だが、両耳の場合もある
無菌性髄膜炎
高熱や頭痛、吐き気がある
耳下腺炎
顔の腫れ。片側しか腫れない場合もある
膵炎
強い腹痛がある
睾丸炎・卵巣炎
思春期以降で約25%が発症

多くの国で定期接種になっている

おたふく風邪ワクチン（ムンプスワクチン）は、多くの国で公費による定期接種を行っています。おたふく風邪・麻疹・風疹の混合ワクチンである「MMR ワクチン」を使っているのです。ところが、**日本ではおたふく風邪ワクチンは任意接種で、接種率が 30 ～ 40％と低い**ため、数年おきに流行が起きています。おたふく風邪ワクチンを定期接種していないのは、先進国では日本くらいです。

日本でも 1989 ～ 1993 年には MMR ワクチンが定期接種されていましたが、おたふく風邪ワクチンによる事故が尾を引き、任意接種となっています。もちろん、現在使われているワクチンは安全です。

➜ MMR ワクチン MEMO

3 種類のワクチンを別の会社で作り、それを混合して MMR ワクチンにしていた。おたふく風邪ワクチンを担当していた会社が製造方法を勝手に変更したことで、無菌性髄膜炎が 800 人に 1 人の割合で発生し、MMR ワクチンの接種は中止となった。

自然感染による合併症とワクチン接種による副反応の発生率

症状	自然感染	ワクチン副反応
耳下線炎	60～70%	3%
無菌性髄膜炎	3～10%	0.1~00.1%
ムンプス難聴	0.1～0.5%	ほとんどなし
睾丸炎	約25%	ほとんどなし
卵巣炎	約5%	ほとんどなし
膵炎	約4%	ほとんどなし

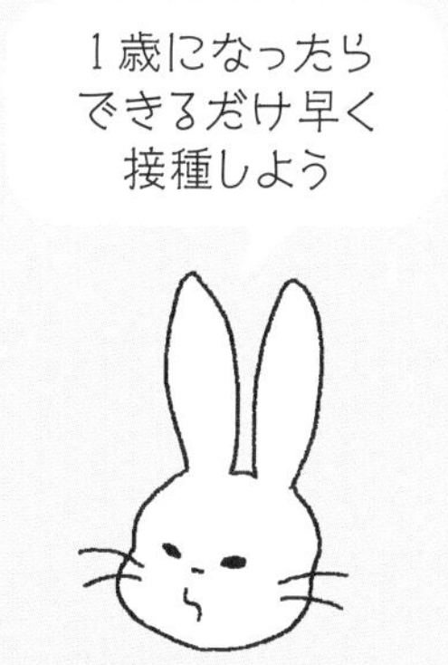
1歳になったら
できるだけ早く
接種しよう

原因	感染	ワクチン	接種時期
ムンプスウイルス	体内に感染。全身の感染症で耳下腺の腫脹が主症状	おたふく風邪ワクチン（生ワクチン、任意接種、皮下注射）	任意接種で1歳から受けられるが、推奨されているのは1歳3ヵ月までの期間

35 日本脳炎ワクチン——致死率20～40％の感染症

蚊によって感染する日本脳炎

日本脳炎は蚊が媒介する病気です。ブタは日本脳炎ウイルスに感染しても症状が出ませんが、**感染したブタの血液を吸ったコガタアカイエカという蚊が、その後、ヒトを刺すことによってヒトに感染**します。ヒトからヒトへの感染はありません。感染しても症状が現れない不顕性感染がほとんどですが、数百人に１人が発症します。発症すると、高熱が出て、頭痛、意識障害、けいれんといった症状が現れます。脳炎や髄膜炎を起こすこともあります。発症した場合、20～40％が死亡する怖い病気です。死亡しなかったとしても、歩行障害、けいれん、麻痺、知能障害などの後遺症が残ってしまうこともあります。

日本脳炎ウイルスがヒトへ感染する仕組み

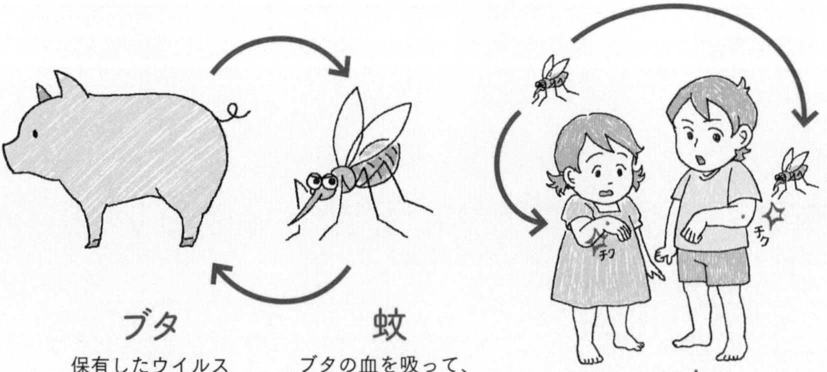
チク
チク

ブタ
保有したウイルスが体内で増殖

蚊
ブタの血を吸って、ウイルスを保有

ヒト
蚊がヒトを刺して、ウイルスに感染。ヒトからヒトへの感染はなし

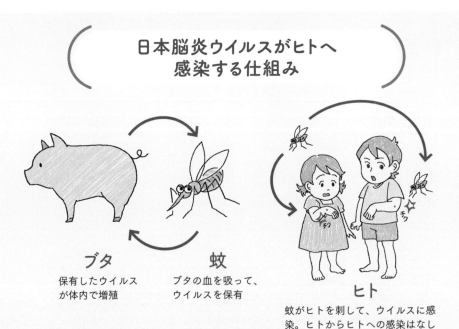

接種率が大幅に低下してしまった時期がある

日本脳炎ワクチンは、1995年から北海道を除く地域で定期接種になっていました。ところが、2005年に副反応で急性散在性脳脊髄炎が起きたという報告が1例あったため、国は2005年5月〜2010年3月にかけて、日本脳炎ワクチンの積極的勧奨を差し控えてしまったのです。そのためワクチン接種率は大幅に低下。その間に3人の子どもが日本脳炎にかかってしまいました。**2009年に新しいワクチンが登場し、現在は北海道を含めて積極的に定期接種が行われています。**

→北海道で接種しなかった過去 MEMO

北海道にはコガタアカイエカが生息していないことと、過去数十年間にわたって日本脳炎の発症がないことで、定期接種を行っていなかった。しかし、北海道の人が北海道以外の地域や海外に行くことが増えていることを考慮して、2016年からは北海道でも定期接種が行われている。

原因	感染	ワクチン	接種時期
日本脳炎ウイルス	蚊に刺されて感染。脳や脊髄などの中枢神経の病気	日本脳炎ワクチン（不活化ワクチン、定期接種、皮下注射）	全部で4回接種する。第1期では生後6ヵ月から接種可能だが、標準的には3歳からの接種となる。1〜4週間隔で2回、2回目の約1年後に3回目を接種。3回の接種で基礎免疫がつく。第2期は、9〜12歳に1回接種する

数百人に1人が発症し、発熱、頭痛、けいれん、意識障害を起こします。
発症例の20〜40%は死亡し、
知能障害などの
後遺症を残すこともあります

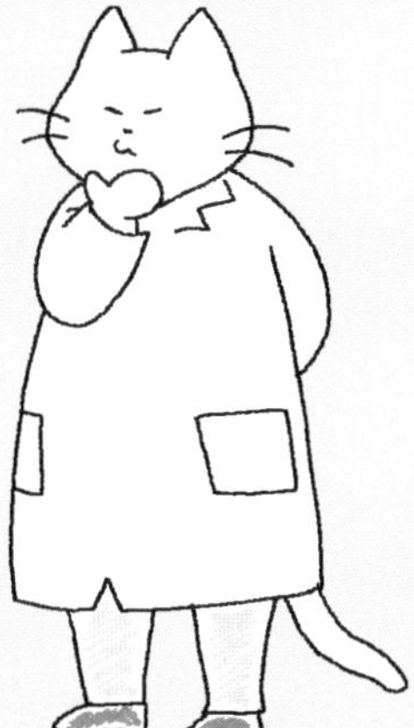

36 2種混合（DT）ワクチン——ジフテリアと破傷風を追加接種

4種混合ワクチンを接種した人が11歳に受ける

2種混合（DT）ワクチンは、**ジフテリア（Diphtheria）と破傷風（Tetanus）を予防するためのワクチン**です。この2つの病気の予防に関しては、日本では4種混合（DPT-IPV）ワクチンが定期接種として使われています。ジフテリア、百日咳、破傷風、ポリオを予防するためのワクチンです。この4種混合ワクチンは、0歳のときに3回接種し、1歳になってから1回接種します。

2種混合ワクチンは、11歳以上13歳未満で接種します。2008年から定期接種になっており、**4種混合ワクチンで体内に作られたジフテリアと破傷風の抗体産生を、追加するのが目的**です。

破傷風は高齢者を中心に年間100人前後が発症

2種混合ワクチンを追加するのは、ジフテリアワクチンも破傷風ワクチンも不活化ワクチンなので、10年も経つと効果が弱まってくるからです。0歳と1歳のときに4種ワクチンを接種することで、ほぼすべての人が予防するのに十分な抗体を獲得します。この効果を持続させるために、11歳以上13歳未満の時点で、2種混合ワクチンを接種することになっているのです。日本での**ジフテリアの発症は1999年が最後ですが、破傷風は現在でも高齢者を中心に年間100人前後が発症**しています。

4種混合ワクチンと2種混合ワクチンの接種スケジュール

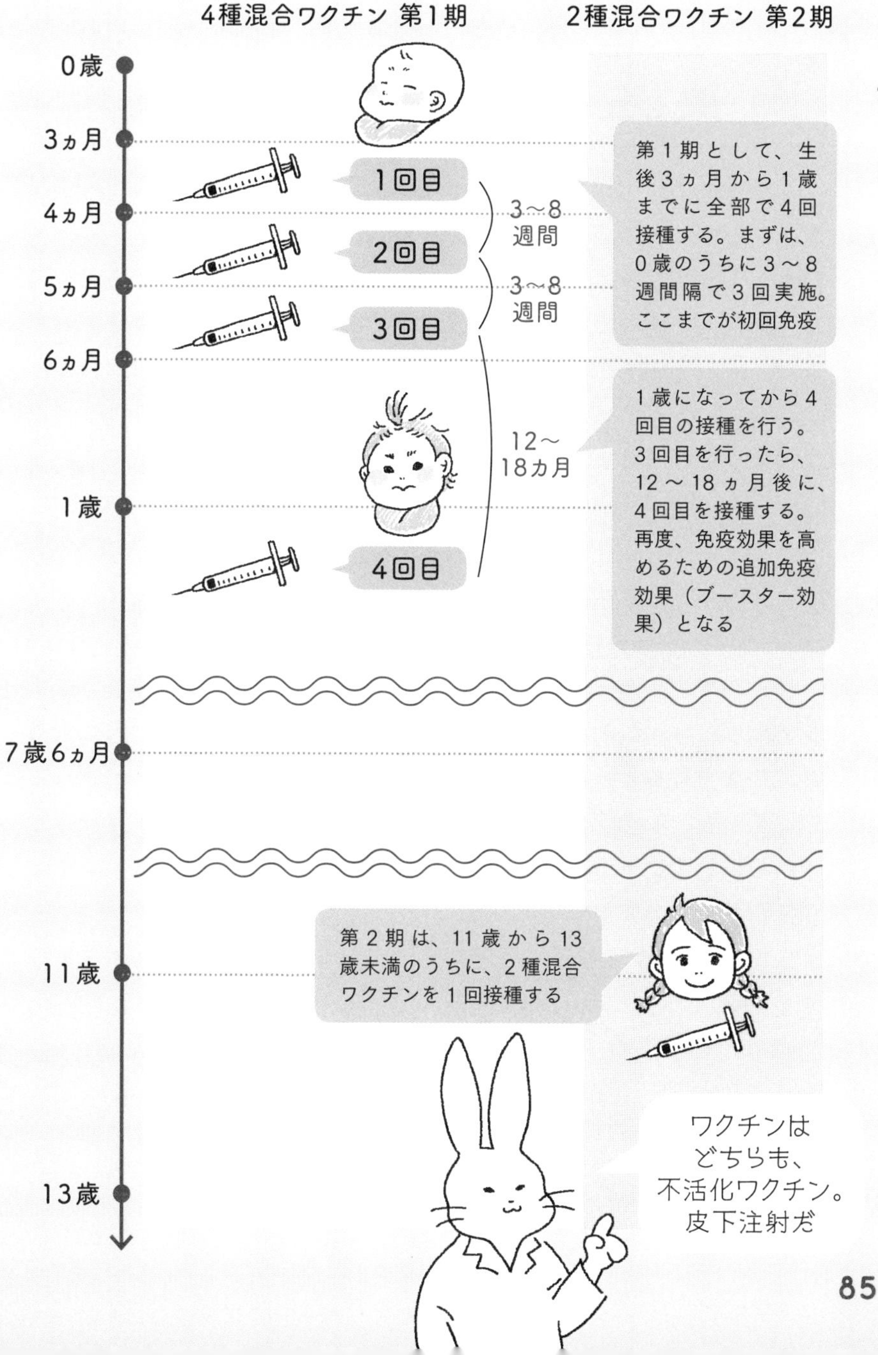

4種混合ワクチン 第1期
2種混合ワクチン 第2期
0歳
3ヵ月
4ヵ月
5ヵ月
6ヵ月
1歳
7歳6ヵ月
11歳
13歳
1回目
2回目
3回目
4回目
3〜8週間
3〜8週間
12〜18ヵ月
第1期として、生後3ヵ月から1歳までに全部で4回接種する。まずは、0歳のうちに3〜8週間隔で3回実施。ここまでが初回免疫
1歳になってから4回目の接種を行う。3回目を行ったら、12〜18ヵ月後に、4回目を接種する。再度、免疫効果を高めるための追加免疫効果（ブースター効果）となる
第2期は、11歳から13歳未満のうちに、2種混合ワクチンを1回接種する
ワクチンはどちらも、不活化ワクチン。皮下注射だ

37 不活化ポリオワクチン――安全性を求め生ワクチンから変更

もともと生ポリオワクチンが使われていた

ポリオを予防するためのワクチンは、日本では1960年代から生ワクチンが使われてきました。1960年に約5800人の流行があり、翌1961年も大流行が予想されていたため、**国内で大規模なデモが起こり、国は旧ソ連とカナダから1300万人分の生ワクチンを緊急輸入**することにしたのです。そのワクチンによって、ポリオは急激に減少していきました。1963年には発症者が100人以下になり、1981年以降は発症例はありません。それだけ効果のあった生ワクチンですが、2012年からは不活化ポリオワクチンが使われるようになっています。

自然感染がなくなると副反応が問題視される

自然感染によって多くの感染が起きている時代や地域では、ワクチンの副反応は比較的には問題にされません。しかし、**自然感染による発症がなくなると、副反応が問題視されるようになります**。生ポリオワクチンは、200万～400万接種に1例の割合で、麻痺が起こる副反応が現れていました。それを避けるために、不活化ポリオワクチンが使われるようになったのです。

日本では、2012年から4種混合ワクチンの中に、不活化ポリオワクチンが加えられています。

国内のポリオ根絶の歴史

1950年ごろ	1000〜3000人の発症例
1960年	ポリオ大流行、発症者数約5800人
1961年	生ワクチンを求めて、約5000人の母親たちが大規模デモを実施 1300万人分の経口生ワクチンを緊急輸入 世界初の全国一斉投与
1963年	発症者が激減。100人以下に
1981年	野生株のポリオ発症者ゼロになる
2012年	定期接種が生ワクチンから不活化ワクチンに切り替わる

原因	感染	ワクチン	接種時期
ポリオウイルス。手足に急性麻痺が現れる	ヒトの口の中に入って、腸の中で増える	4種混合ワクチン（不活化ワクチン、定期接種、皮下注射）	全部で4回接種する。生後3ヵ月から3〜8週間隔で3回行い、3回目の約1年後（1歳まで）に1回行う

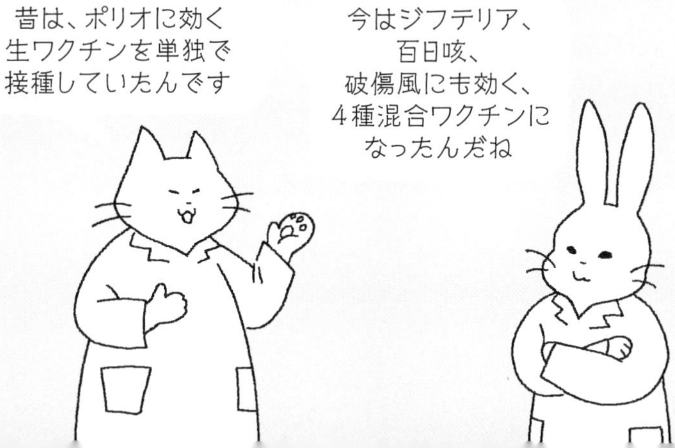
昔は、ポリオに効く
生ワクチンを単独で
接種していたんです
今はジフテリア、
百日咳、
破傷風にも効く、
4種混合ワクチンに
なったんだね

38 インフルエンザワクチン——重症化予防効果にも期待

流行したときには年間1000万人ほどが発症する

インフルエンザは冬になると流行する病気としてよく知られています。インフルエンザウイルスに感染することで起こり、感染経路は飛沫感染と接触感染です。日本では流行した年には年間1000万人ほどが発症しています。**今から100年ほど前にパンデミックを起こした「スペイン風邪」という病気は、実はインフルエンザ**です。

発症すると、38℃以上の発熱、倦怠感、頭痛、筋肉痛、関節痛、咳、鼻水などの症状が現れます。子どもの場合には、肺炎、中耳炎、心筋炎、急性脳症を起こすこともあります。

鶏の卵で作られるインフルエンザワクチン

インフルエンザワクチンは**任意接種となっていて、10～11月ごろに接種することがすすめられています**。

インフルエンザワクチンは鶏卵を使って作ります。孵化鶏卵に注射針を刺してウイルスを注入し、孔を塞いでウイルスを増やします。そして、中にたまったウイルス液を取り出して原料にするのです。そのままワクチンとして使うのではなく、不活化して、感染力を失わせたのちに精製したものがワクチンとして使われています。不活化ワクチンです。

ワクチンの発症予防効果は30～60%ほどですが、重症化予防効果は30～70%、死亡抑制効果は約80%ほどあります。

インフルエンザの症状

38℃
以上の
発熱
頭痛
咳、鼻水
悪寒
筋肉痛、
関節痛
倦怠感

新型インフルエンザとは、動物（特に鳥類）同士で感染するインフルエンザ（鳥インフルエンザ）のウイルス等がヒトや豚の体内で変異し、新たにヒトからヒトへ効率よく感染するようになったものです

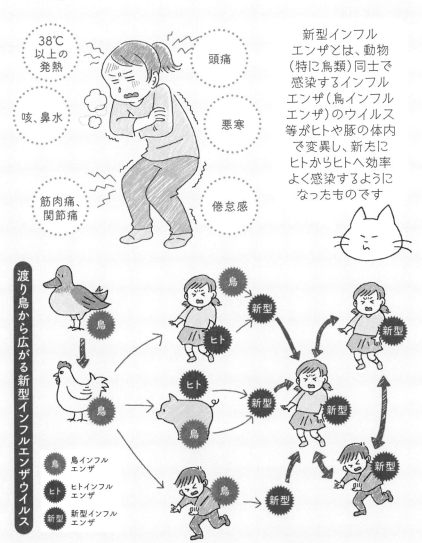

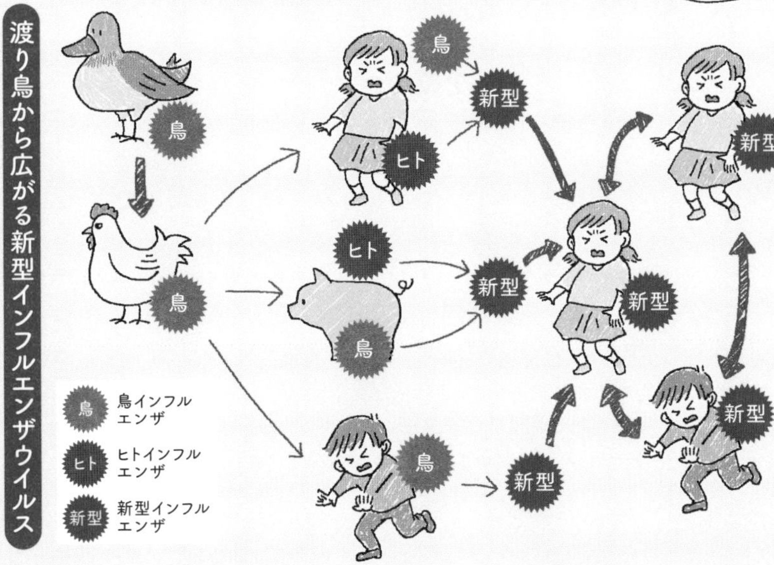
渡り鳥から広がる新型インフルエンザウイルス
鳥
ヒト
新型
鳥インフルエンザ
ヒトインフルエンザ
新型インフルエンザ

原因	感染	ワクチン	接種時期
インフルエンザウイルス。感染力が強く症状の重い呼吸器の病気	悪寒、頭痛、高熱（38℃以上）	インフルエンザワクチン（不活化ワクチン、任意接種、皮下注射）	生後6ヵ月以上で12歳までは2回接種。10月ごろに1回目を接種し、およそ2～4週間（できれば4週間）あけて2回目を接種。13歳以上は通常1回接種だが、2回接種も可能（接種間隔はおよそ1～4週間）。 65歳以上の人と、60～64歳で心臓や腎臓、呼吸器系に疾患のある人は定期接種となる

第3章 子どもたちとワクチン

まとめ

① 冬の激しい下痢と嘔吐を引き起こすロタウイルスには、飲むワクチンが使われている。

② ヒブワクチンを接種するようになって、ヒブ菌による髄膜炎や敗血症が激減した。

③ 肺炎球菌ワクチンは死亡リスクを低下させるので、子どもだけでなく高齢者にも接種。

④ 結核を予防するBCGは、100年も前から使われているワクチン。

⑤ 麻疹と風疹は、2種類のワクチンを混合したMRワクチンで予防する。

⑥ 水痘ワクチンは、子どものみずぼうそうだけでなく、主に大人の帯状疱疹も予防する。

⑦ 多くの合併症を引き起こすおたふく風邪はワクチンで防げるが、日本では接種率が低い。

⑧ インフルエンザワクチンの発症を防ぐ効果は高くないが、重症化予防や死亡抑制には効果的。

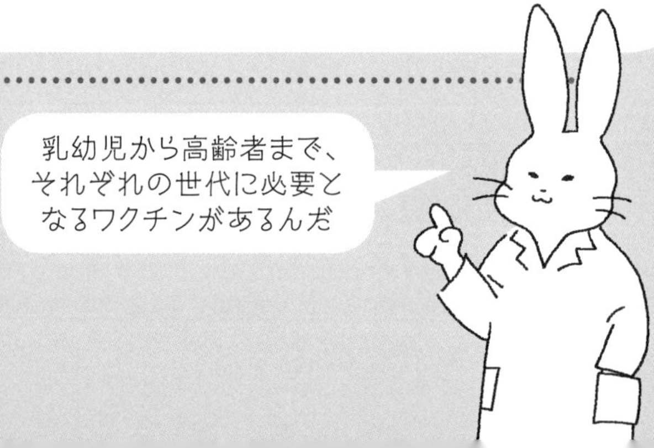
乳幼児から高齢者まで、
それぞれの世代に必要となるワクチンがあるんだ

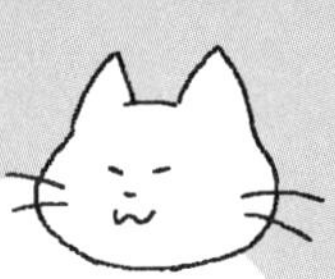

第4章

癌(がん)とワクチン

39 癌に関係するワクチンには2つの種類がある

ワクチンで感染を防いで癌を予防する

ワクチン接種が、癌の予防に役立つことがあります。癌の発生には、喫煙、飲酒、食事、運動などの生活習慣も深く関わっていますが、実は感染症も重要な原因となっているのです。たとえば、肝臓癌はHBV（B型肝炎ウイルス）やHCV（C型肝炎ウイルス）の感染が最も重要な原因ですし、子宮頸癌（しきゅうけいがん）にはHPV（ヒトパピローマウイルス）の感染が関係しています。胃癌はヘリコバクターピロリ（一般にピロリ菌と呼ばれている）やエプスタインバーウイルス（EBV）の感染が関係しています。

癌の原因となる感染の中には、**HBVやHPVの感染のように、ワクチンで予防できる**ものがあります。これらの感染を予防することは、癌を予防することにつながるのです。

免疫の力で癌細胞を治療するワクチン

癌の治療に使われようとしているワクチンも開発されています。**癌細胞がもっている抗原をワクチンとして、癌の患者さんに注射する**のです。すると、その抗原をもつ癌細胞を攻撃する腫瘍（しゅよう）特異的T細胞が活性化され、癌細胞を攻撃するようになります。

これまでは癌抗原ペプチドを使う癌ワクチンの研究が進められてきましたが、現在はmRNA（メッセンジャーアールエヌエー）などを使った新しい癌ワクチンの研究開発も進められています。

癌の原因となる細菌やウイルス

癌細胞グループ

抗原となる癌細胞

癌細胞の中には、抗原になれる特定分子がある

特定
分子
（抗原になれる）

体内に入ると…

敵
パターンを
把握
！
体からの
指令だ
！！

免疫が作られる

抗原となる癌細胞が体内に入ると、体がＴ細胞を活性化させ、癌細胞を攻撃させる。そうして免疫が作られる

免疫ができる

うまくいかないことも……

しかし、そもそもＴ細胞が反応しなかったり、そのヒトの年齢の関係で免疫機能が弱ったりすると、うまくいかないこともある

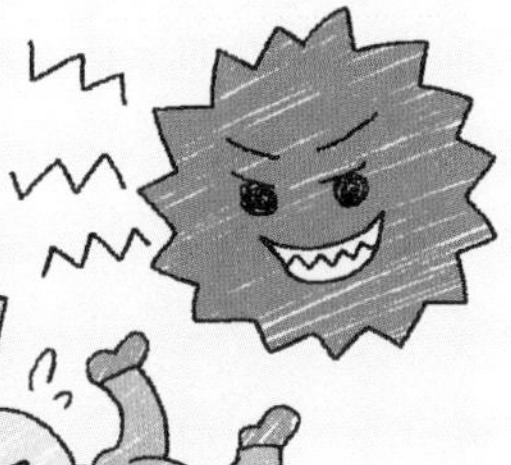

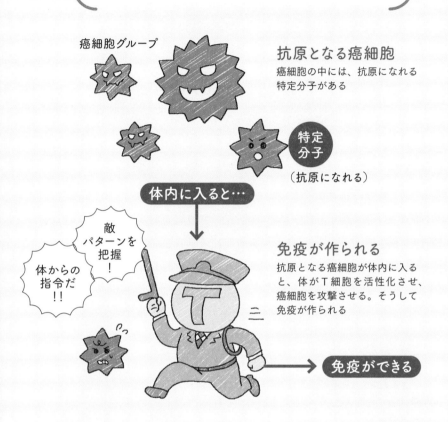

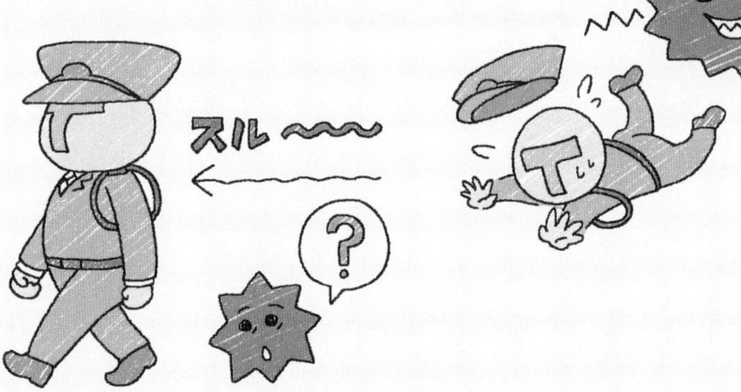

スル〜〜〜
？

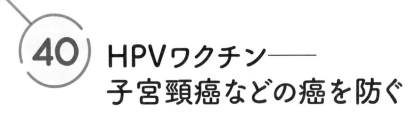

40 HPVワクチン——子宮頸癌などの癌を防ぐ

ハイリスク型のウイルスが原因となる

HPV（ヒトパピローマウイルス）は、子宮頸癌の原因になるウイルスとしてよく知られています。多くは性行為で感染しますが、粘膜や皮膚の接触で感染するウイルスなので、それ以外の経路でも感染します。産道で母親から子どもに感染することもあります。

HPVは100種以上あり、その中で癌の原因となるリスクが高いのは十数種類です。ただ、ハイリスク型のHPVに感染しても、必ず子宮頸癌を発症するわけではありません。多くは症状のない不顕性感染のまま免疫の働きで排除されますが、一部は子宮頸部の粘膜に残り、癌に進展していくと考えられています。HPVは子宮頸癌以外に、中咽頭癌や肛門癌の原因にもなります。

ほとんど接種が行われていないのは日本だけ

HPVワクチンは子宮頸癌の予防を目的として、12～16歳の女子を対象に、2013年4月から定期接種となっています。ところが、有害事象に関する報道が大々的に行われ、同年6月、厚生労働省は**HPVワクチン接種の積極的勧奨を差し控える**措置をとりました。それにより**70%ほどだった接種率は1%未満**になっています。これは世界的にも日本だけの特殊な状況です。多くの研究により有害事象については、接種していない人と差がないことが明らかになっています。

MEMO

→子宮頸癌

日本では年間約1万人が子宮頸癌を発症し、3000人ほどが死亡している。子宮頸癌の95%以上はHPVが原因といわれている。

HPVとワクチンの種類

HPV（ヒトパピローマウイルス）は100種類以上あり、その中で癌の原因となるリスクが高いものは十数種ある。子宮頸癌の原因になりそうな型に有効なワクチンとして、現在は3種類が使用されている。

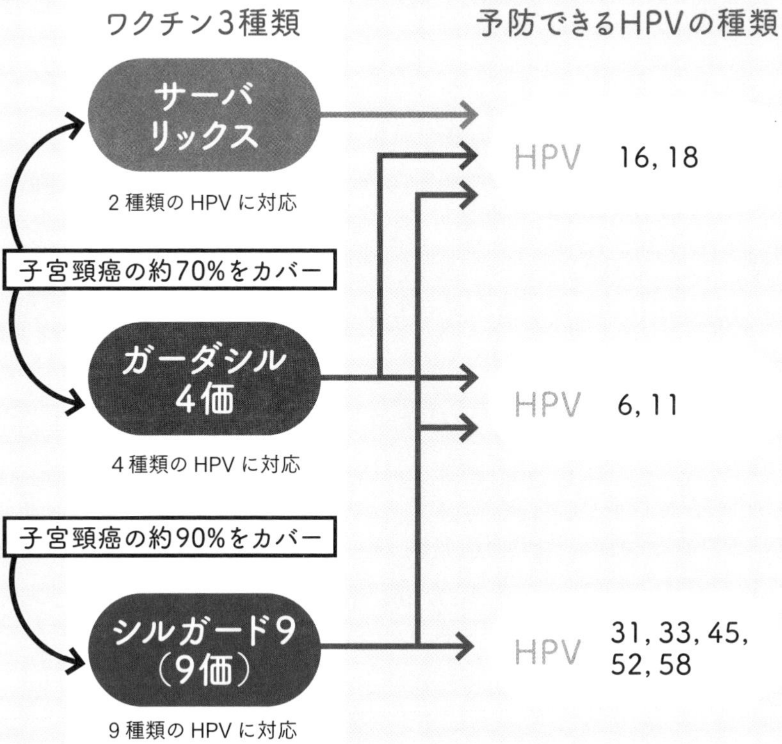
ワクチン3種類
予防できるHPVの種類
サーバリックス
2種類のHPVに対応
子宮頸癌の約70%をカバー
ガーダシル4価
4種類のHPVに対応
子宮頸癌の約90%をカバー
シルガード9（9価）
9種類のHPVに対応
HPV 16, 18
HPV 6, 11
HPV 31, 33, 45, 52, 58

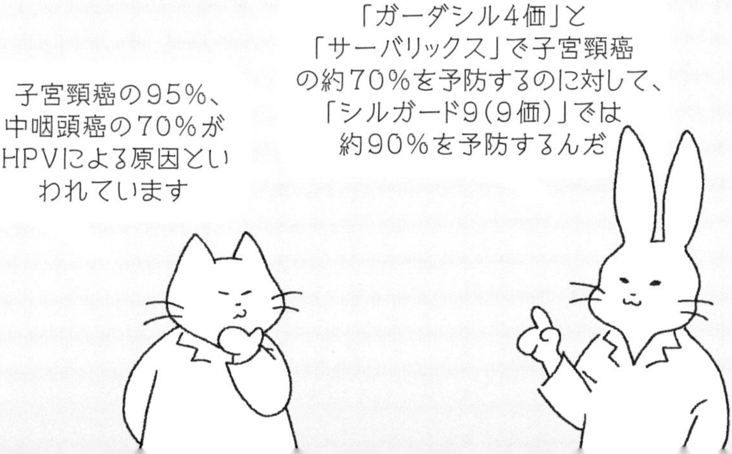
子宮頸癌の95%、中咽頭癌の70%がHPVによる原因といわれています
「ガーダシル4価」と「サーバリックス」で子宮頸癌の約70%を予防するのに対して、「シルガード9（9価）」では約90%を予防するんだ

41 HBVワクチン——B型肝炎や肝臓癌を予防

慢性肝炎・肝硬変から肝臓癌に進行することがある

HBV（B 型肝炎ウイルス）は、ウイルス性肝炎の原因となる肝炎ウイルスの一種です。**基本的には感染している人の血液を介して感染します**。赤ちゃんが産道を通るときに起こる、母親から子どもへの感染を垂直感染と呼びます。それ以外に、血液、精液、唾液、汗、涙などによって起こる周囲の人への感染を、水平感染といいます。性行為、カミソリや歯ブラシの共用、傷の手当てなどで感染が起こることもあります。

感染しても症状の出ない無症候性キャリアになることもありますが、**急性肝炎や慢性肝炎を発症**することもあります。慢性肝炎になると、肝硬変や肝臓癌に進展することがあります。

定期接種になるのが諸外国よりも遅かった

HBV ワクチンは、1992 年に WHO（世界保健機関）が全新生児に接種することを推奨したため、多くの国が公費での定期接種にしました。しかし日本では、母親から子どもへの垂直感染さえ防げればいいとして、任意接種のままにしました。それにより、外国では B 型肝炎が減ったのに、日本では多いままという事態になってしまったのです。日本で HBV ワクチンが定期接種となったのは 2016 年のことでした。**HBV ワクチンの定期接種化は、将来的に肝臓癌を減らすことにつながります。**

B型肝炎ウイルス感染から肝臓癌への経過

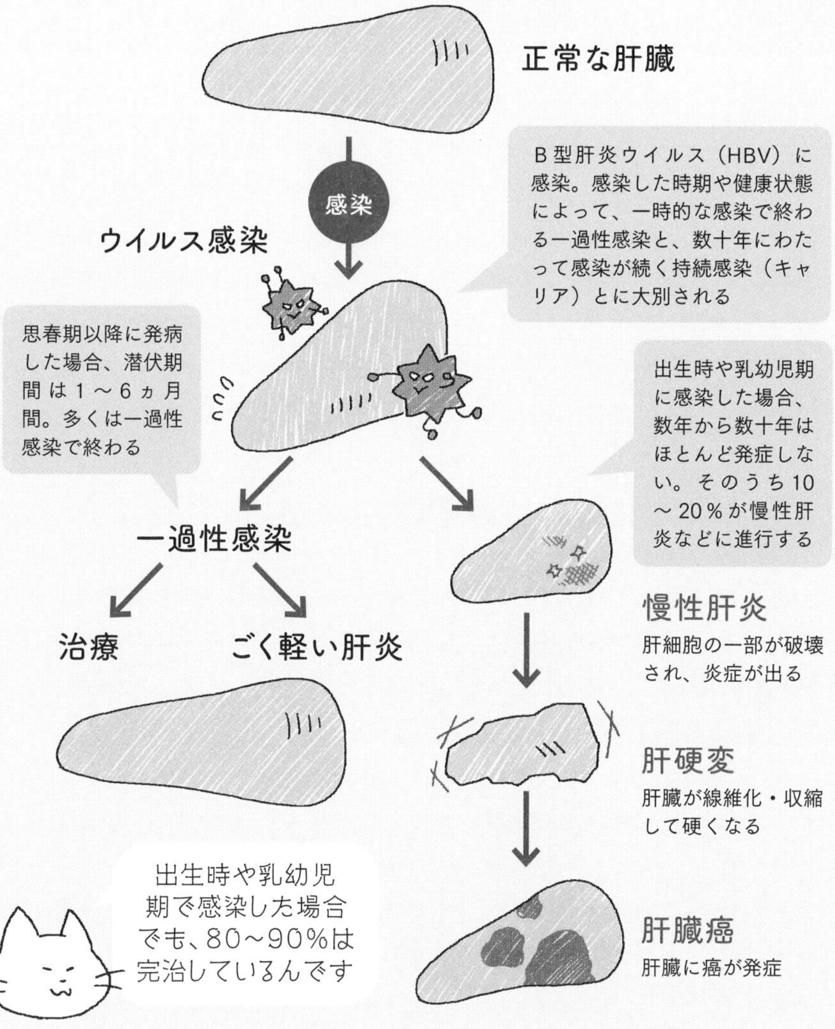
正常な肝臓
感染
ウイルス感染
B型肝炎ウイルス（HBV）に感染。感染した時期や健康状態によって、一時的な感染で終わる一過性感染と、数十年にわたって感染が続く持続感染（キャリア）とに大別される
思春期以降に発病した場合、潜伏期間は1～6ヵ月間。多くは一過性感染で終わる
出生時や乳幼児期に感染した場合、数年から数十年はほとんど発症しない。そのうち10～20％が慢性肝炎などに進行する
一過性感染
治療
ごく軽い肝炎
慢性肝炎
肝細胞の一部が破壊され、炎症が出る
肝硬変
肝臓が線維化・収縮して硬くなる
肝臓癌
肝臓に癌が発症
出生時や乳幼児期で感染した場合でも、80～90％は完治しているんです

原因	感染	ワクチン	接種時期
B型肝炎ウイルス（HBV）。一時的な症状で終わる一過性感染と、数十年ウイルスを保有し続ける持続感染に分かれる	急性肝炎では全身の倦怠感や食欲不振、吐き気、黄疸など	B型肝炎ワクチン（不活化ワクチン、定期接種、皮下注射）	母子感染を防ぐため、母親は妊娠中に検査を行って接種する。子どもは1歳になる前に全部で3回接種する。生後2ヵ月から、4週間隔で2回接種。さらに1回目の接種から20週以上経ってから、もう1回接種する

42 新しい癌の治療法として癌ワクチンの開発が進行中

癌ワクチンは癌を治療するワクチン

癌ワクチンというと、癌を予防するワクチンだと思う人が多いのですが、そうではありません。癌ワクチンは、すでに発症している癌を治療するために使用するワクチンです。癌の治療は、手術、放射線療法、化学療法（抗癌剤治療）が３大治療法ですが、**免疫療法が第４の治療法として注目**されています。その免疫療法の１つとして、癌ワクチンの研究開発が進められているのです。

免疫細胞が癌細胞を攻撃する

癌細胞は患者さん自身の細胞が変異を起こして生まれたものですが、体にとっては異物なので、免疫で排除する対象となります。そして、細菌やウイルスの表面に抗原があるように、癌細胞にも、その癌に特有の癌抗原（癌細胞に現れる抗原）があります。

癌ワクチン療法では、**癌抗原と同じ構造をもつペプチド（タンパク質より小さなアミノ酸の集まり）を、ワクチンとして癌の患者さんに投与**します。すると、免疫がそれに反応して、癌抗原をもつ細胞（つまり癌細胞）だけを探し出して攻撃する仕組みができあがります。これが「癌ワクチン療法」です。患者さん自身の体がもっている免疫を働かせることで、癌細胞だけを攻撃する治療法なのです。

→癌ワクチンの開発 MEMO

新型コロナウイルスのmRNAワクチンを開発したモデルナ社とビオンテック社（ファイザー社と共同開発）は、mRNA癌ワクチンの臨床試験を行っている。

癌ワクチン（ペプチドワクチン）による治療

❶ 癌抗原を特定

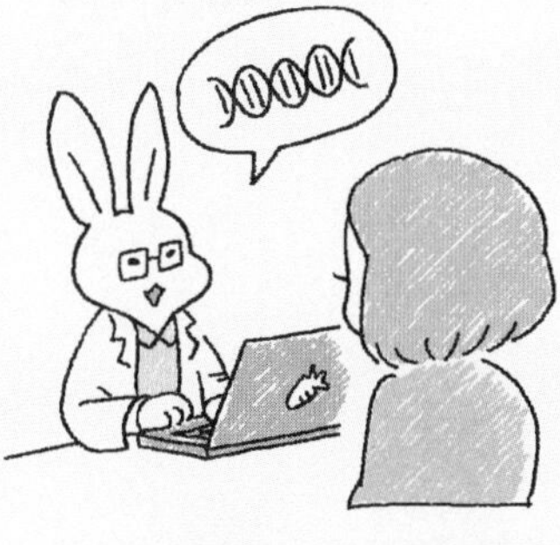

癌細胞の表面にも、その癌に特有の癌抗原がある。そこで、癌患者の癌抗原と同じ構造をもつペプチドを検査で選び出す

❷ ワクチン投与

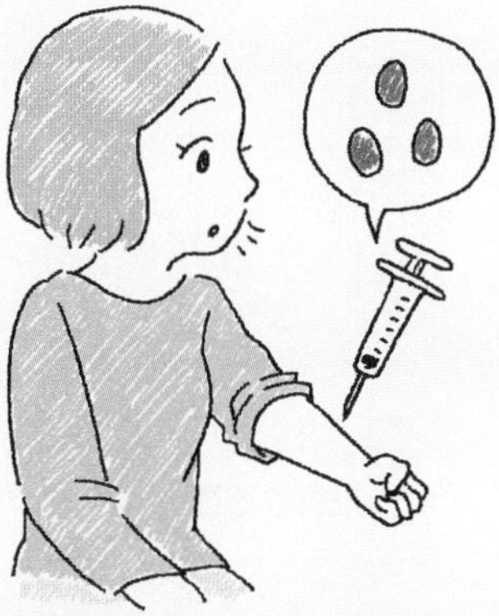

選んだペプチドを、ワクチンとして患者に投与する

❸ 攻撃目標が決まる

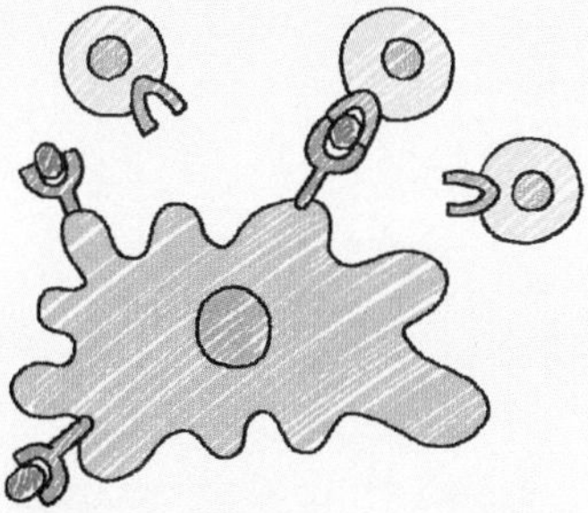

体内に入ったペプチドを、抗原提示細胞が食べて、「これが攻撃目標である」と、攻撃役のＴ細胞に伝える

❹ 癌細胞を攻撃

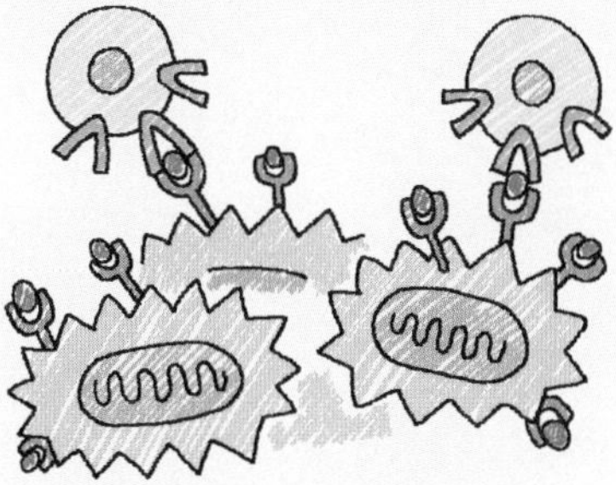

Ｔ細胞は、ペプチドと同じ構造の抗原をもつ癌細胞を見つけ出し、攻撃を加える

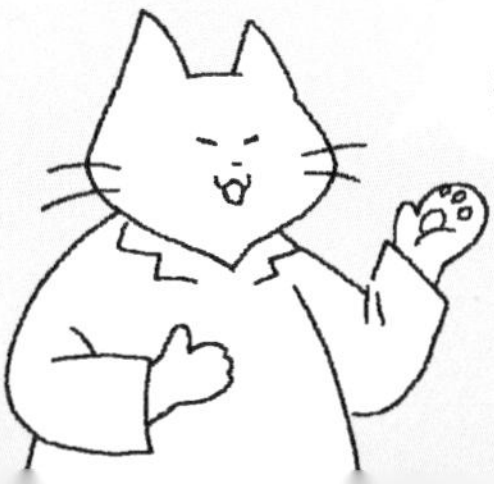
ヒトの免疫能力を
活かしているんですね

第4章 癌とワクチン

まとめ

① 癌の予防に役立つワクチンもあれば、癌を治療するためのワクチンもある。

② 子宮頸癌の予防に効果的なHPVワクチンだが、日本ではほとんど接種されていない。

③ HPVワクチンは子宮頸癌だけでなく、中咽頭癌や肛門癌の予防にも役立つ。

④ 新生児にHBVワクチンを接種することで、将来の肝臓癌を減らすことができる。

⑤ 癌ワクチン療法は、患者自身の免疫を働かせて癌細胞を攻撃する新しい癌の治療法。

⑥ ヒトの細胞が変異を起こして生まれた癌細胞は、異物なので免疫で排除する対象となる。

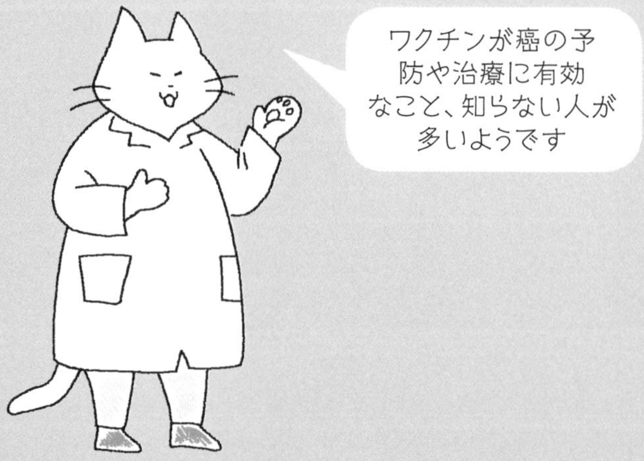
ワクチンが癌の予防や治療に有効なこと、知らない人が多いようです

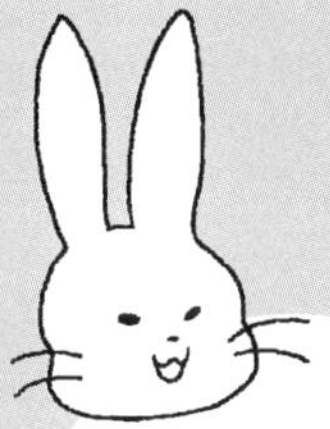

第5章

新型コロナとワクチン

43 2019年末に登場 新型コロナウイルス

肺炎の集団発生から10日で原因ウイルスを分離

新型コロナウイルスの発見につながる最初の出来事は、中国の武漢での肺炎の集団発生でした。**2019年12月31日に原因不明の肺炎が発生していると発表があり、翌2020年1月9日には、原因のウイルスを分離したとWHO（世界保健機関）が発表しました。その翌日には、ウイルスのゲノムがすべて解読**されています。

このウイルスは、2月になって「SARS（サーズ）コロナウイルス2（SARS-CoV-2）」と名付けられました。これが新型コロナウイルスの正式名称です。2002～03年に流行したSARS（P105参照）の原因は「SARSコロナウイルス（SARS-CoV）」ですが、それによく似ているけれど、同じではないので、この名称になりました。

主な感染源はウイルスを含む唾液の飛沫

新型コロナウイルスは、ヒトからヒトに感染します。主な感染経路は飛沫感染（ひまつかんせん）で、唾液などの飛沫を吸い込むことで感染が起こります。それ以外に、接触感染や糞便を介した糞口（ふんこう）感染も起こることがあります。新型コロナウイルスに感染して起こる新型コロナウイルス感染症を「COVID-19（コヴィット）」と呼んでいます。ウイルスの名前ではなく、病気の名前です。**発熱、喉の痛み、咳、鼻水、味覚障害、嗅覚障害、倦怠感などの症状が現れます。**

新型コロナウイルスの構造

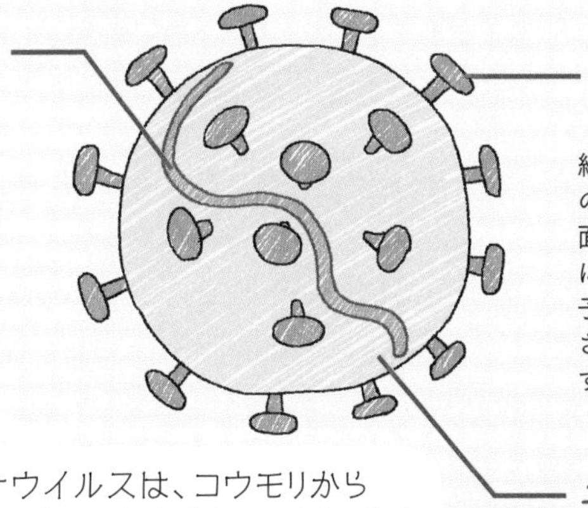
ウイルスのRNA
ウイルスの設計図がすべてのった遺伝情報
スパイクタンパク質
細胞に付着するための突起物。主要な表面タンパク質。これによってウイルス粒子が細胞に付着して、さらに細胞内に侵入する
エンベロープ
ウイルスの外側を覆う脂質の膜

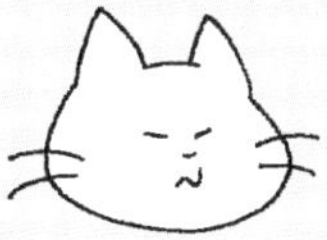

新型コロナウイルスは、コウモリから発生して、センザンコウを介してヒトに感染したと考えられているんです。ちなみにこうした仲介役を「中間宿主」といいます

病原体の比較

	重症急性呼吸器症候群 サーズコロナウイルス（SARS-CoV）	中東呼吸器症候群 マーズコロナウイルス（MERS-CoV）	新型コロナウイルス サーズコロナウイルスツー（SARS-CoV-2）	インフルエンザウイルス
発生時期	2002年	2012年	2019年	主に冬（日本）
発生地	中国・広東省	サウジアラビア	中国・湖北省	世界各地
終息時期	2003年（自然消滅。WHOが宣言）	小規模に流行 終息宣言に至らず	2020年 パンデミック宣言 終息宣言に至らず	毎年流行 終息宣言に至らず
主な症状	発熱、肺炎、呼吸困難、下痢	発熱、肺炎、呼吸困難、下痢、腎炎	発熱、嗅覚・味覚障害、肺炎、呼吸困難、血栓症などの合併症	発熱、頭痛、関節痛など
感染者1人からうつる人数	2～4人	1人前後	約2.5人	1～3人
感染者数（累計）	8096人（2002年11月1日～2003年7月31日現在）	2519人（2020年1月現在）	約1億7900万人（2021年6月現在）	約1458万人（日本で一番多い2017－18シーズン）
死者数	774人（2002年11月1日～2003年7月31日現在）	866人（2020年1月現在）	約390万人（2021年6月現在）	3325人（日本の2018－19シーズン）
致死率	約10％	約34％	2～3％	約0.1％
自然宿主	・コウモリ ・ハクビシン（中間宿主）	・コウモリ ・ヒトコブラクダ	・コウモリ？ ・センザンコウ？（中間宿主）	・カモなどの渡り鳥

※国立感染症研究所の資料などを基に作成

44 風邪、SARS、MERSもコロナウイルスが原因だった

風邪の原因になるコロナウイルス

新型コロナウイルスが登場してくるまで、6種類のコロナウイルスが知られていました。太陽の外側のコロナのように、ウイルスのまわりにスパイク状の突起があるのが特徴です。どんな病気を起こすのかというと、**6種類のうちの4種類は、いわゆる風邪の原因となるウイルスです**。一般に風邪と呼ばれている上気道の急性炎症は、原因となるウイルスが何種類もありますし、細菌が原因となることもあります。**コロナウイルスが原因となる風邪は、全体の10～35%程度**。おそらく誰もがかかったことがあるウイルスなのです。

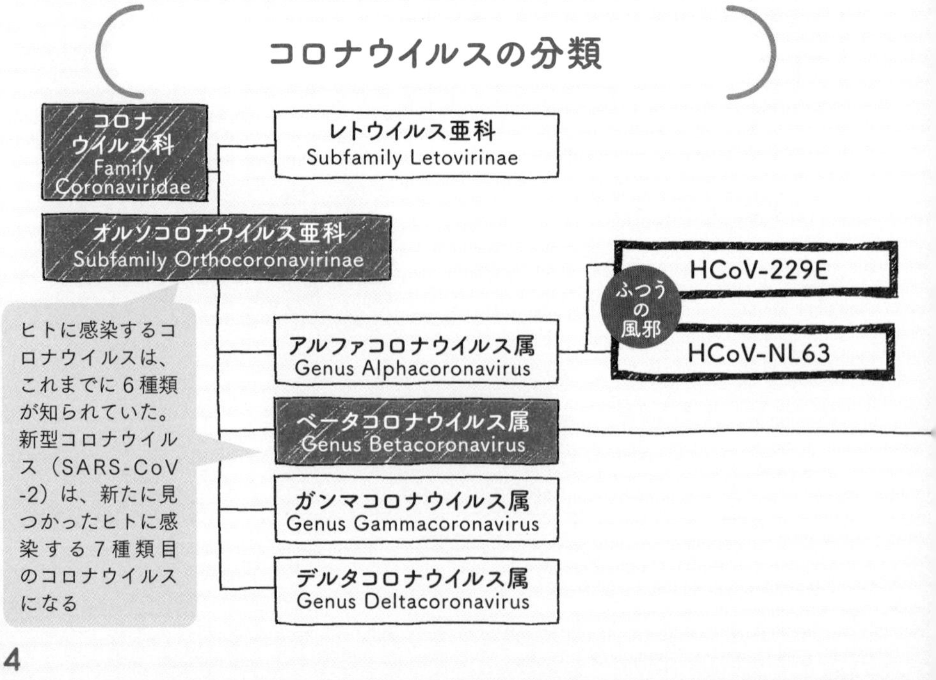

コロナウイルスの分類
コロナウイルス科
Family Coronaviridae
レトウイルス亜科
Subfamily Letovirinae
オルソコロナウイルス亜科
Subfamily Orthocoronavirinae
アルファコロナウイルス属
Genus Alphacoronavirus
ベータコロナウイルス属
Genus Betacoronavirus
ガンマコロナウイルス属
Genus Gammacoronavirus
デルタコロナウイルス属
Genus Deltacoronavirus
ふつうの風邪
HCoV-229E
HCoV-NL63
ヒトに感染するコロナウイルスは、これまでに6種類が知られていた。新型コロナウイルス（SARS-CoV-2）は、新たに見つかったヒトに感染する7種類目のコロナウイルスになる

SARSとMERSは致死率が高かった

残りの2種類のコロナウイルスは、注目を集めたウイルスです。1つは**2002年に発見されて2003年に大流行したSARS（重症急性呼吸器症候群）の原因となるウイルス**。もう1つは、**2012年に発見されたMERS（中東呼吸器症候群）コロナウイルス**です。どちらの感染症も、いわゆる風邪に比べると症状が重く、致死率はSARSが約10%、MERSが約34%です。SARSは8ヵ月ほどで終息し、原因となるコロナウイルスは、すでに世の中から消えてしまっています。

MEMO

➜上気道

空気の通り道である気道のうち、鼻から喉（咽頭と喉頭）までの部分。その下の気管、気管支、肺を、下気道と呼ぶ。新型コロナウイルス感染症の症状は下気道におよぶことがある。

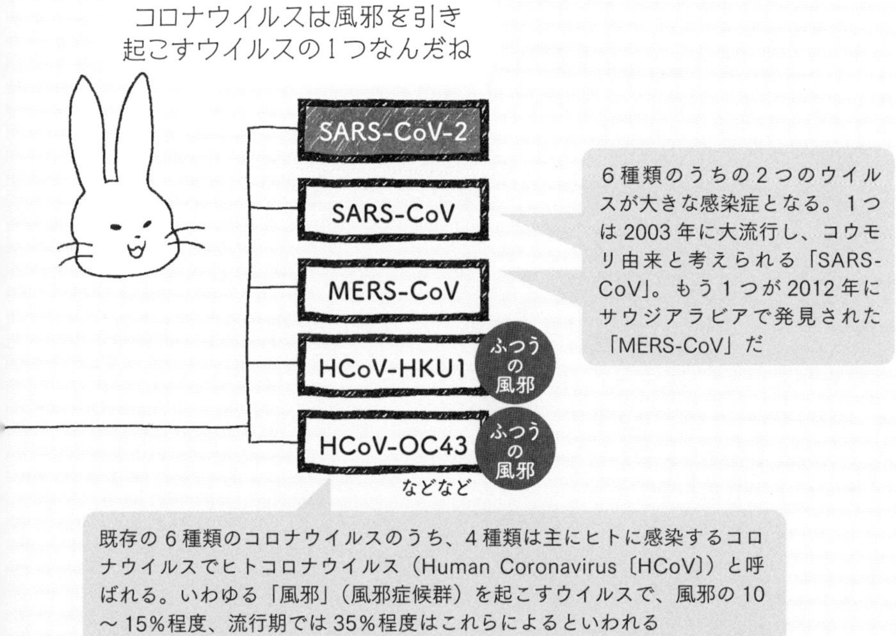
コロナウイルスは風邪を引き起こすウイルスの1つなんだね
SARS-CoV-2
SARS-CoV
MERS-CoV
HCoV-HKU1
ふつうの風邪
HCoV-OC43
ふつうの風邪
などなど
6種類のうちの2つのウイルスが大きな感染症となる。1つは2003年に大流行し、コウモリ由来と考えられる「SARS-CoV」。もう1つが2012年にサウジアラビアで発見された「MERS-CoV」だ
既存の6種類のコロナウイルスのうち、4種類は主にヒトに感染するコロナウイルスでヒトコロナウイルス（Human Coronavirus〔HCoV〕）と呼ばれる。いわゆる「風邪」（風邪症候群）を起こすウイルスで、風邪の10〜15%程度、流行期では35%程度はこれらによるといわれる

45 新型コロナウイルスに有効なワクチンとは

スパイクタンパク質で免疫反応を起こす

従来のワクチンは、病原体である細菌やウイルスを弱毒化して投与したり（生ワクチン）、体内で増殖しないようにして投与したり（不活化ワクチン）していました。また、病原体がもつ抗原タンパク質だけを取り出して、それを投与する方法もありました（コンポーネントワクチン）。新型コロナウイルスに対しても、生ワクチン、不活化ワクチン、コンポーネントワクチンの開発が進められてきました。

このタイプの**ワクチンは、体内に入ると、それに対して免疫反応が起こり、抗原であるスパイクタンパク質に対する抗体を作り出します。**この状態になれば、ウイルスが体内に侵入してきても、たちまち撃退することができるわけです。

ヒトの体内で抗原を作らせるという新しい発想

新型コロナウイルスのスパイクタンパク質に対して免疫反応を起こし、抗体を作り出せるワクチンが、新型コロナウイルスに有効なワクチンということになります。そのためには、生ワクチンや不活化ワクチンやコンポーネントワクチンのような形でスパイクタンパク質を体内に入れなくても、**ヒトの体内でスパイクタンパク質を作らせればいいのではないか**、という発想が生まれてきました。そこから新しいタイプのワクチンが誕生することになったのです。これが、次項から紹介するウイルスベクターワクチンや核酸ワクチンです。

従来のワクチンと新型コロナウイルスワクチンとの違い

ワクチン	従来のワクチン（生ワクチン、不活化ワクチン、コンポーネントワクチン）	新型コロナウイルスワクチン（mRNAワクチン、ウイルスベクターワクチン）
有効成分	◉弱毒化した病原ウイルスそのもの ◉病原ウイルスを不活化したもの ◉病原ウイルスの一部分を取り出したもの	◉病原ウイルスの遺伝子配列の一部（RNA、DNA）
製造方法	◉弱毒化した病原ウイルスを大量培養 ◉病原ウイルスを大量培養して不活化 ◉病原ウイルスの抗原タンパク質のみを作り精製する	◉病原ウイルスの遺伝子配列をのせた核酸を合成
実用化までの期間	◉大量生産の方法を確立するのに時間がかかる	◉大量生産の方法を確立するのが従来のワクチンよりも速い

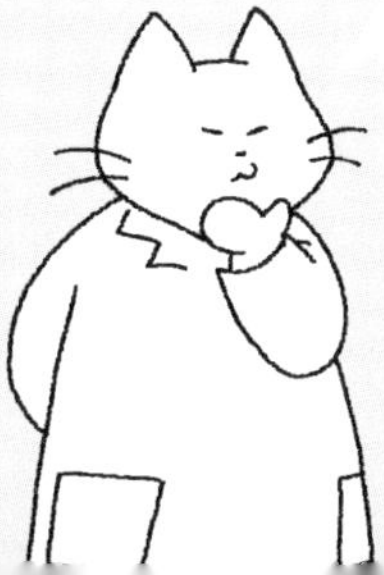
従来はウイルスを加工して害のない形にして人体に投与していたんだ

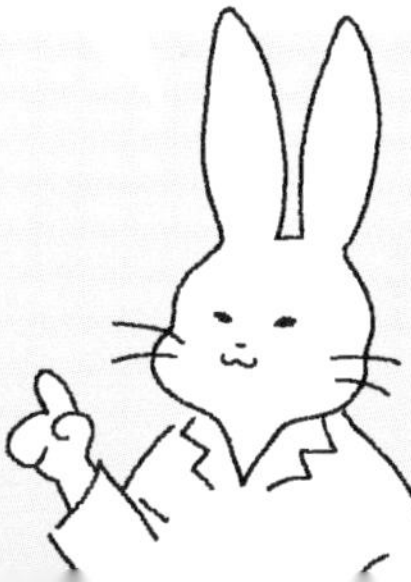
新型コロナワクチンは、遺伝情報を活用しているんだ

46 抗原タンパク質の「設計図」を投与する新しいワクチン

ウイルスベクターワクチンと核酸ワクチン

新型コロナウイルスの感染拡大が始まると、いくつもの研究機関や製薬企業がワクチンの開発にのり出しました。従来の不活化ワクチンやコンポーネントワクチンを目指すグループもありましたが、まったく新しいタイプのワクチン開発にのり出すグループもありました。その1つが、**害のないウイルスを運び屋（ベクター）として利用して、抗原タンパク質の設計図ともいえるDNA**（P16参照）**をヒトの細胞内まで運び、そこでタンパク質を作らせるワクチン**です。「**ウイルスベクターワクチン**」と呼ばれています。また、DNAやRNAを直接送り込むワクチンの開発も行われていて、「**核酸ワクチン**」と呼ばれています。どちらもヒトの体内で抗原タンパク質を作らせ、それに対して免疫反応を起こさせるワクチンです。

短期間で開発が進み実用化へ

従来、ワクチンの開発には10年ほどの年月がかかるといわれてきましたが、新型コロナウイルスワクチンは驚くべき速さで開発が進みました。特に速かったのが、核酸ワクチンの一種であるｍＲＮＡ（メッセンジャーアールエヌエー）ワクチンとウイルスベクターワクチンでした。**現在の技術ではDNAやRNAの合成は簡単にできる**ことなども、開発が速く進んだ理由の1つだったのです。

→核酸 MEMO

細胞の核の中にあるDNA（デオキシリボ核酸）とRNA（リボ核酸）の総称。DNAは遺伝情報を保存した本体で、RNAにはDNAの情報がうつしとられ、その情報に基づいてタンパク質を合成する。

ウイルスの設計図を用いた新しいワクチン

ウイルスベクターワクチン	核酸ワクチン	
	mRNAワクチン レプリコンワクチン	DNAワクチン
ウイルスがもつ抗原タンパク質の設計図をウイルス（ベクター）にのせて投与する 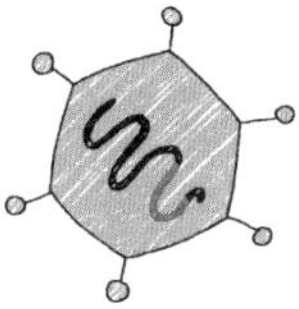	設計図をRNAとして投与する 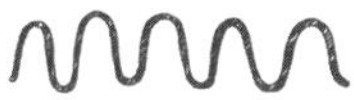	設計図をDNAとして投与する 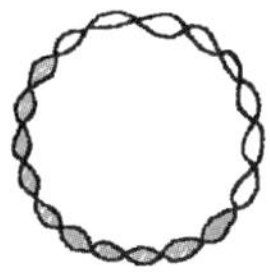
◉比較的低コスト ◉開発スピードが速い ◉一部の感染症で実績がある ◉冷温保存	◉開発スピードは速い ◉カスタムメイドがしやすい ◉ウイルスを使わないので安心 ◉何度も投与できる	
◉複数回投与が難しい（定期接種に向かない） ◉投与実績が少ない ◉副反応が未知数の部分あり ◉ベクターに免疫ができる	◉投与実績が少ない ◉保存条件が厳しい	

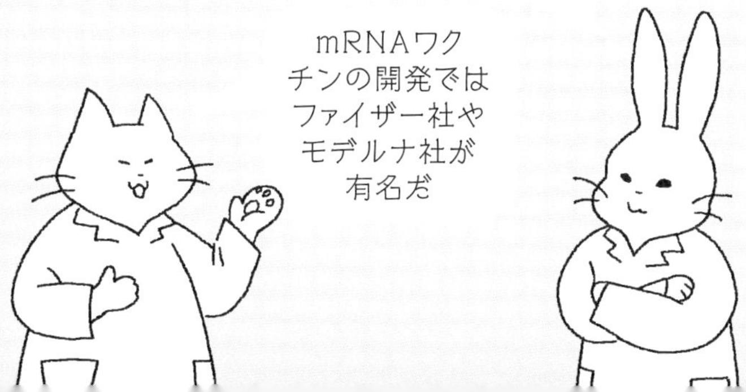

ウイルスベクターワクチンでは アストラゼネカ社だね
mRNAワクチンの開発ではファイザー社やモデルナ社が有名だ

47 新型コロナウイルスワクチンは1年かからずに開発された

世界でワクチン開発競争が始まった

新型コロナウイルスが認められたのは2020年1月9日ですが、**その翌日にはウイルスのゲノムが解読され、公表されました。そこからワクチンの開発レースがスタートした**のです。mRNAワクチンの開発を目指すモデルナ社（アメリカ）は、2月7日には最初のワクチン製造を行い、2月24日には第1相臨床試験を開始。ファイザー社（アメリカ）は3月にビオンテック社（ドイツ）との共同開発を発表し、4月22日にmRNAワクチンの第1/2相試験臨床試験に取りかかっています。アストラゼネカ社（イギリス）はオックスフォード大学と共同で、ウイルスベクターワクチンの開発を開始しました。

海外で開発された主な新型コロナウイルスワクチンの状況

製薬メーカー・研究機関	モデルナ社（アメリカ）	ファイザー社（アメリカ）、ビオンテック社（ドイツ）	アストラゼネカ社・オックスフォード大学（イギリス）	ガマレヤ研究所（ロシア）
種類	mRNAワクチン	mRNAワクチン	ウイルスベクターワクチン	ウイルスベクターワクチン
有効率	94.1%	95%	76%（1回目の接種） 82%（2回目の接種）	92%
承認	2020年12月にアメリカが承認。2021年5月に日本でも承認	2020年12月にアメリカ、イギリス、EUが承認。2021年5月に日本でも承認	2020年12月にイギリス、2021年1月にEUが承認 2021年5月に日本でも承認	2020年8月ロシアで承認
接種段階	イギリスやアメリカ、日本などで開始	イギリスやアメリカ、日本などで開始	イギリスやインドなどで開始	ロシア国内で開始

世界で初めて承認されたmRNAワクチン

ガマレヤ研究所（ロシア）が開発したウイルスベクターワクチンは、2020年8月にロシアで承認され、ロシア国内で接種されています。シノバック社（中国）とシノファーム社（中国）の不活化ワクチンも、2020年夏から中国国内での接種が始まりました。**世界初のmRNAワクチンとなるファイザー社のワクチンは、同年12月にアメリカで緊急使用許可、イギリスやEUでも使用が許可**されました。モデルナ社のmRNAワクチンも、2020年12月にアメリカで緊急使用許可がされています。アストラゼネカ社のウイルスベクターワクチンは、同年12月にイギリスで、2021年1月にEUで許可されました。

➜臨床試験 MEMO

医薬品が認可されるまでには3段階の臨床試験が行われる。第1相試験では、安全性や適切な投与量を調べる。第2相試験では、比較的少人数を対象にして有効性と安全性を調べる。第3相試験では大人数を2群に分け従来の標準薬（あるいは偽薬）との比較試験を行う。

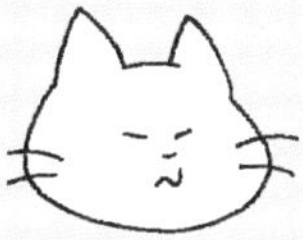

この表以外でも、多くのグループが開発競争に加わっています

	シノバック社（中国）	シノファーム社（中国）	ジョンソン＆ジョンソン社（アメリカ）	ノババックス社（アメリカ）	サノフィ社（フランス）
	不活化ワクチン	不活化ワクチン	ウイルスベクターワクチン	組替えタンパクワクチン	組換えタンパクワクチン、mRNAワクチン
	50.4～90%（治験国によって隔たりがある）	79.3～86%（治験国によって隔たりがある）	66%	89%	－
	中国で承認された後、チリやインドネシアなどでも承認	中国で承認済み	2021年2月にアメリカで承認	2021年1月に申請開始	申請を目指す
	2020年夏から中国国内で開始	2020年夏から中国国内で開始	－	－	－

48 副反応は一定の人に現れる

局所の痛みや腫れ、発熱や倦怠感などの全身症状

新型コロナウイルスワクチンを接種すると、副反応が起こることがあります。ワクチンによって体内で免疫反応が起こるため、**接種した部位に腫れや痛みが起きたり、頭痛、発熱、倦怠感などの全身症状が現れたりする**のです。ワクチンとは因果関係のはっきりしない症状が現れることもあり、副反応とこうした症状を合わせて有害事象といいます。ファイザー社とモデルナ社の mRNA ワクチンでも、アストラゼネカ社のウイルスベクターワクチンでも、ある程度有害事象が現れることがわかっています。

アナフィラキシーを起こすのは100万人に数人

比較的重い副反応として、アナフィラキシー（P34 参照）が起きることもあります。ただし、**ファイザー社のワクチンで 100 万人に 4.7 人、モデルナ社のワクチンでは 100 万人に 2.5 人という頻度で、起きたとしても適切な処置により回復します**。アストラゼネカ社のワクチンでは稀ながら血栓症が生じることもわかっています。

その他一般に、ワクチンを接種することで ADE（抗体依存性増強）という望まない現象が起きることも知られていますが、今回の新型コロナワクチンでは現状 ADE の報告はありません。ワクチンで獲得した抗体が、そのウイルスに感染したときに中途半端に働くことで重症化を引き起こす現象です。

新型コロナウイルスワクチンの臨床試験による主な有害事象の頻度

ファイザー社、モデルナ社、アストラゼネカ社のワクチンで、1回目に行った臨床試験のときに、ワクチン接種後に直接因果関係のないものも含めて、疼痛や倦怠感、頭痛が起こった頻度を表す

製薬メーカー	ファイザー社（アメリカ）、ビオンテック社（ドイツ）	モデルナ社（アメリカ）	アストラゼネカ社（イギリス）
ワクチンの種類	mRNAワクチン	mRNAワクチン	ウイルスベクターワクチン
疼痛（とうつう）（局所反応）	83.0%（16～55歳） 71.0%（56歳～）	86.9%（18～64歳） 74.0%（65歳～）	61.2%（18～55歳） 43.3%（56～69歳） 20.4%（70歳～）
倦怠感（全身反応）	47.0%（16～55歳） 34.0%（56歳～）	38.5%（18～64歳） 33.3%（65歳～）	75.5%（18～55歳） 50.0%（56～69歳） 40.8%（70歳～）
頭痛（全身反応）	42.0%（16～55歳） 25.0%（56歳～）	35.4%（18～64歳） 24.5%（65歳～）	65.3%（18～55歳） 50.0%（56～69歳） 40.8%（70歳～）

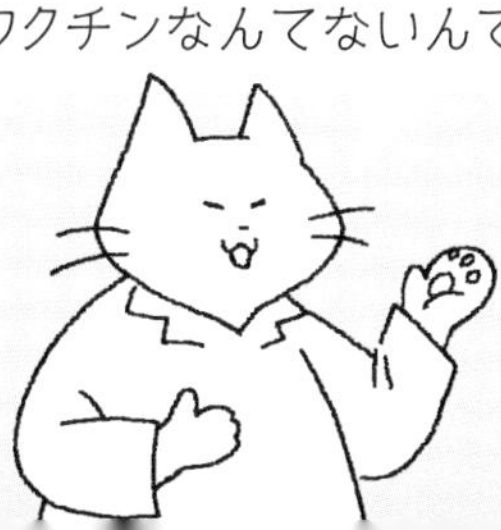
新型コロナワクチンに限らず、副反応が起こらないワクチンなんてないんです

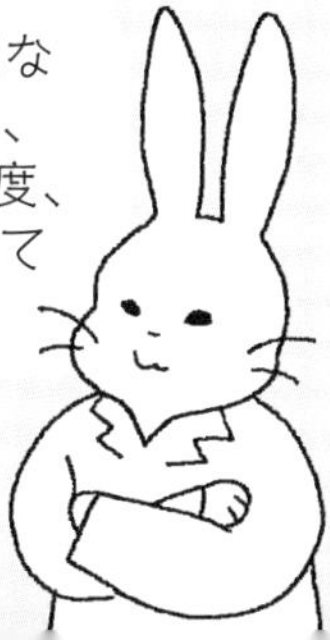
副反応が心配な人もいるから、その頻度や程度、対処法も知っておきたいね

49 新型コロナウイルスワクチン効果はいつまで持続するのか？

感染を予防する力は低下するが下がり方は緩やか

新型コロナウイルスに対するワクチンの効果が、**どのくらいの期間持続するのかについて、明確なことはまだわかっていません。**感染を予防するためには、ワクチンを接種することで、感染を邪魔する抗体が体内で増える必要があります。接種後、抗体の量がどのように変化していくかを調べることで、効果がどのくらいの期間持続するのかを推測することができます。**mRNA ワクチンを開発したファイザー社は接種後８ヵ月間、モデルナ社は接種後６ヵ月間観察した結果を発表しています。**それを見る限り、抗体の量は少しずつ下がってきていますが、大きくは下がっていません。下がり方がゆっくりしているので、１年経ってもある程度の抗体価を示しそうです。しかし、それで十分に感染を予防できるかどうか、はっきりとはわからないのです。

1年後以降に「ブースター接種」が必要になる可能性がある

抗体の量を維持するために行う追加のワクチン接種を、「ブースター接種」といいます。新型コロナウイルスの mRNA ワクチンでは、１年後以降にブースター接種を行う可能性がありそうです。そのときは１回だけ打つことになるでしょう。**ブースター接種を行った後、効果がどの程度持続するかは、これからの調査になります。**１年毎に打つのか、５年くらい大丈夫なのか、現状でははっきりしていません。

ウイルスベクターワクチンを打った人は、ブースター接種ができない可能性があります。運び屋ウイルスに対する抗体ができてしまうからです。ウイルスベクターワクチンを接種して効果が切れた場合は、mRNA ワクチンなどを接種することになりそうです。

ワクチン接種の時期と抗体価の変化

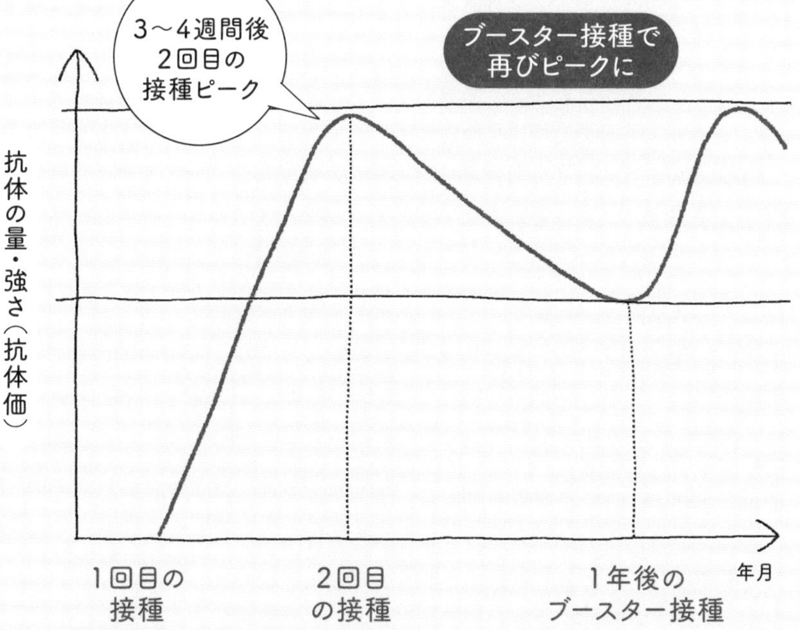
3～4週間後
2回目の
接種ピーク
ブースター接種で
再びピークに
抗体の量・強さ（抗体価）
年月
1回目の
接種
2回目
の接種
1年後の
ブースター接種

抗体の量・強さ（抗体価）の変化をイメージしたグラフ。縦軸が抗体価、横軸が年月。接種前の抗体はゼロですが、１回目の接種後に上昇、３～４週間後の２回目の接種でピークに達する。それが徐々に下がっていくので、１年後に、追加のブースター接種を実施。すると、抗体価が再び上昇する

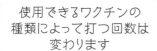

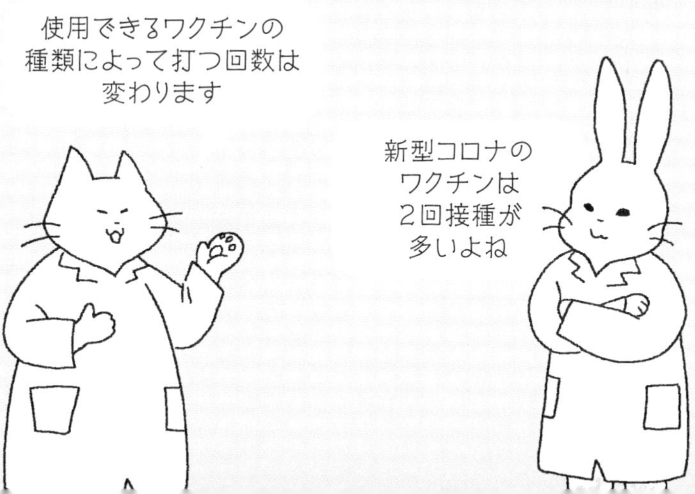
使用できるワクチンの
種類によって打つ回数は
変わります
新型コロナの
ワクチンは
2回接種が
多いよね

50 いろいろな種類が出そろった新型コロナウイルスワクチン

従来タイプも最新タイプも登場した

新型コロナウイルスワクチンの開発競争では、実にいろいろな種類のワクチンが登場しました。従来からある「生ワクチン」「不活化ワクチン」「コンポーネントワクチン」の開発も進められました。実績の点では十分といえるタイプのワクチンです。

新しいタイプのワクチンも登場しました。ウイルスの遺伝を活用するワクチンです。その1つが、スパイクタンパク質の遺伝情報を無害なウイルスに運ばせる「ウイルスベクターワクチン」です。生まれつき欠損している遺伝子を補充する遺伝子治療のために開発された技術を、ワクチンに応用しました。エボラウイルスワクチンとして使われた実績があります。

未来のワクチンも研究開発が進んでいる

日本で接種されているファイザー社やモデルナ社が開発に成功した**「mRNA ワクチン」は、これまで承認されたことのなかったまったく新しいタイプのワクチンです。**投与されたヒトの細胞内で新型コロナウイルスのスパイクタンパク質を作り出し、それで免疫に抗体を作らせます。mRNA は DNA の情報を写し取ったコピーですが、遺伝子の本体といえる DNA を使った「DNA ワクチン」の開発も進められています。また、世界中を驚かせた mRNA ワクチンより、さらに新しい「レプリコンワクチン」（P138 参照）の開発も進行中です。

ワクチンの種類

従来のワクチン

種類	生ワクチン	不活化ワクチン	コンポーネントワクチン
特徴	ウイルスを使う（毒性を弱める）	ウイルスを使う（感染しなくする）	ウイルスのタンパク質を使う
事例	MMRワクチン、水痘ワクチンなど	インフルエンザワクチンなど	肺炎球菌ワクチン、HPVワクチンなど
開発速度	遅い	中程度	中程度～速い
製薬メーカー	コーダジュニックス社（アメリカ）など	KMバイオロジクス社（日本）、シノバック社（アメリカ）	シオノギ製薬社（日本）、ノババックス社（アメリカ）

新しいタイプのワクチン

種類	ウイルスベクターワクチン	DNAワクチン	mRNAワクチン
特徴	遺伝情報をベクターに封入	ウイルスの特定部分の遺伝情報を脂質に包む	ウイルスの特定部分の遺伝情報のコピーを脂質に包む
事例	エボラウイルスワクチン	承認されたことなし	2020年以前に承認されたことなし
開発速度	中程度	速い	速い
製薬メーカー	IDファーマ社（日本）、アストラゼネカ社（イギリス）など	アンジェス社（日本）、ザイダスカディラ社（インド）	第一三共社（日本）、ファイザー社（アメリカ）、モデルナ社（アメリカ）

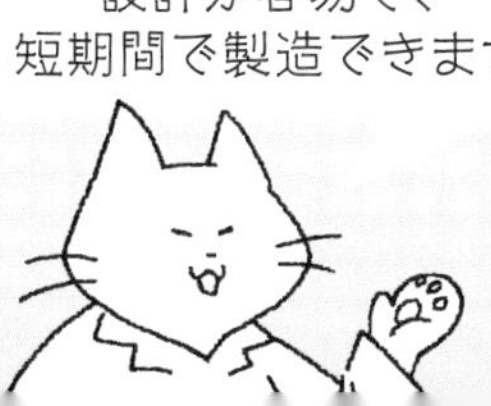
新しいタイプのワクチンは、従来のワクチンよりも設計が容易で、短期間で製造できます

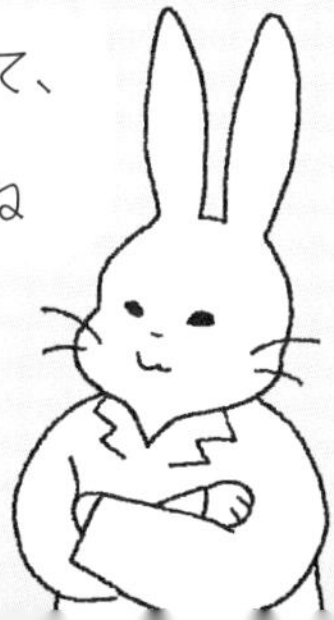
短期間にできて、大量生産ができるんだよね

51 運び屋ウイルスを利用するウイルスベクターワクチン

運び屋ウイルスが設計図を送り込む

新型コロナウイルスのワクチン開発では、**免疫を起こすスパイクタンパク質の設計図であるDNAやRNAを投与し、ヒトの細胞内でスパイクタンパク質を作らせるワクチン**が注目を集めています。設計図を送り込む方法として、害がない他のウイルスを使うのが「ウイルスベクターワクチン」です。スパイクタンパク質の遺伝情報を、運び屋として使われるウイルスのDNAに組み込み、そのウイルスをワクチンとして接種して感染させるのです。この技術は、先天的に遺伝子異常がある病気の治療法として開発されました。欠損部分の遺伝子を運び屋ウイルスに入れ、それを感染させることで細胞に送り込もうとしたのです。その技術を応用することで、短期間でのワクチン開発が可能になりました。

保管するのに超低温は必要ない

アストラゼネカ社がオックスフォード大学と共同で開発したのがアデノウイルスベクターワクチンです。**ベクターにはチンパンジーのアデノウイルスが使われています**。感染力はありますが、ヒトに病気を起こす危険性はないので、運び屋として使うのに好都合なのです。ロシアのガマレヤ研究所や、ジョンソン＆ジョンソン社も開発しました。mRNAワクチンのように超低温でなくても保管できます。

→ウイルスベクターワクチンに使われる成分 MEMO

ジョンソン＆ジョンソン社やロシアのガマレヤ研究所が開発したウイルスベクターワクチンでは、ヒトのアデノウイルスが使われている。

ウイルスベクターワクチンの仕組み

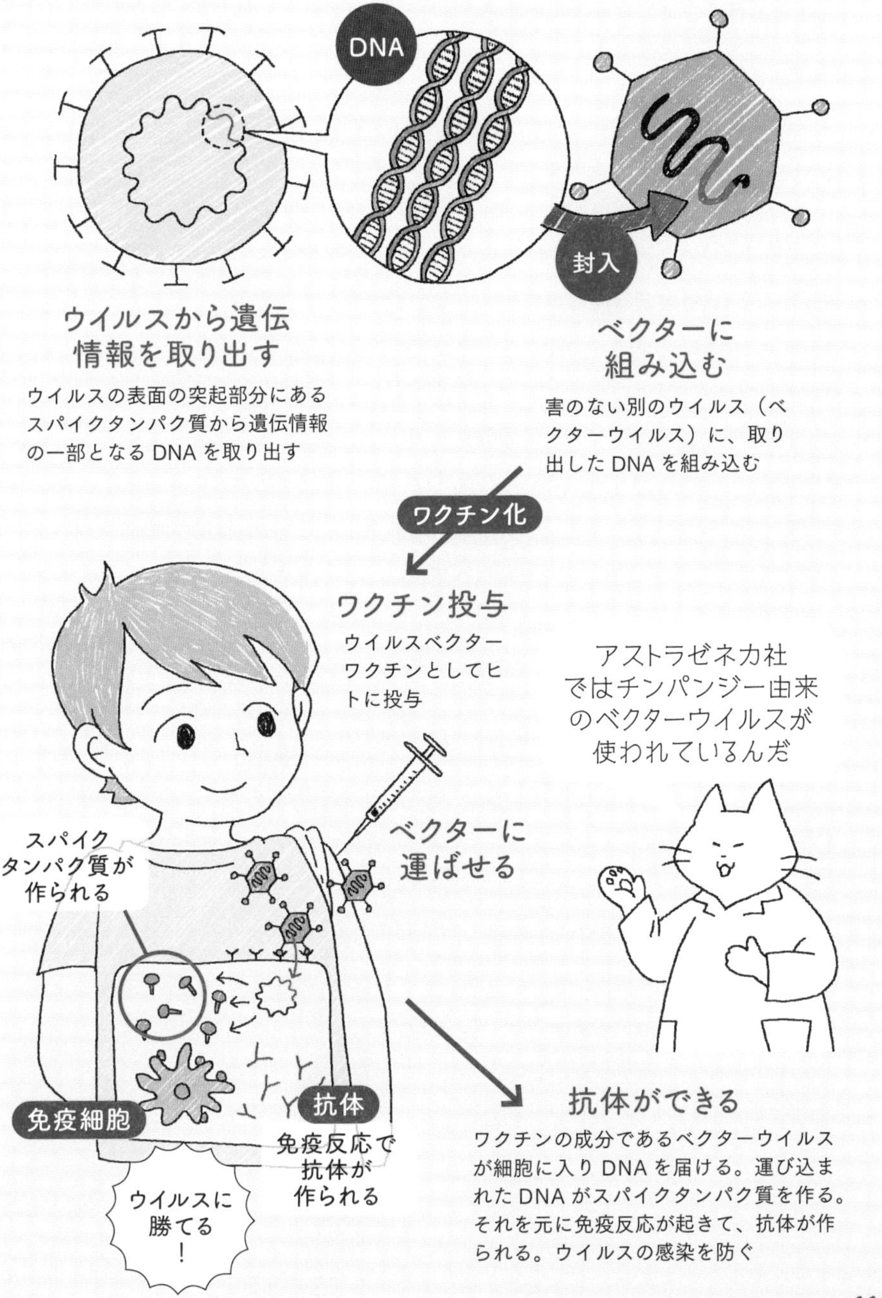

DNA
封入
ウイルスから遺伝情報を取り出す
ウイルスの表面の突起部分にあるスパイクタンパク質から遺伝情報の一部となるDNAを取り出す
ベクターに組み込む
害のない別のウイルス（ベクターウイルス）に、取り出したDNAを組み込む
ワクチン化
ワクチン投与
ウイルスベクターワクチンとしてヒトに投与
アストラゼネカ社ではチンパンジー由来のベクターウイルスが使われているんだ
スパイクタンパク質が作られる
ベクターに運ばせる
免疫細胞
抗体
免疫反応で抗体が作られる
ウイルスに勝てる！
抗体ができる
ワクチンの成分であるベクターウイルスが細胞に入りDNAを届ける。運び込まれたDNAがスパイクタンパク質を作る。それを元に免疫反応が起きて、抗体が作られる。ウイルスの感染を防ぐ

52 mRNAワクチンの開発は科学史に残る快挙

問題はmRNAをどのようにして体内に送り込むか

免疫を起こす抗原タンパク質の遺伝情報を組み込んだmRNAを投与することで、**ヒトの細胞で抗原のタンパク質を作り出し、免疫反応を起こすのがmRNAワクチン**です。ファイザー社とビオンテック社が共同開発したのも、モデルナ社が開発したのもmRNAワクチンでした。

抗原の遺伝情報をのせたDNAやRNAをワクチンとして使うアイデアは、何年も前からありましたし、研究も進められていました。のり越えなければならない壁は、DNAやRNAをどのようにしてヒトの細胞内に送り込むか、という問題でした。

mRNAを脂質でカプセルのように包んだ

遺伝情報をのせたmRNAは非常に不安定で壊れやすいので、そのまま投与することはできません。そこで、**脂質でカプセルのように包む**ことにしました。こうすることで、壊れやすいmRNAをヒトの細胞内まで届けられるようになったのです。

このmRNAワクチンの開発は、科学の歴史の中で、ライト兄弟が飛行機で空を飛んだことや、アームストロング船長が月面に足跡を残したことと同じような快挙です。mRNAワクチンの開発によって進歩した技術が、将来の医薬品開発に大きな影響を及ぼすことになりそうです。

mRNAワクチンの仕組み

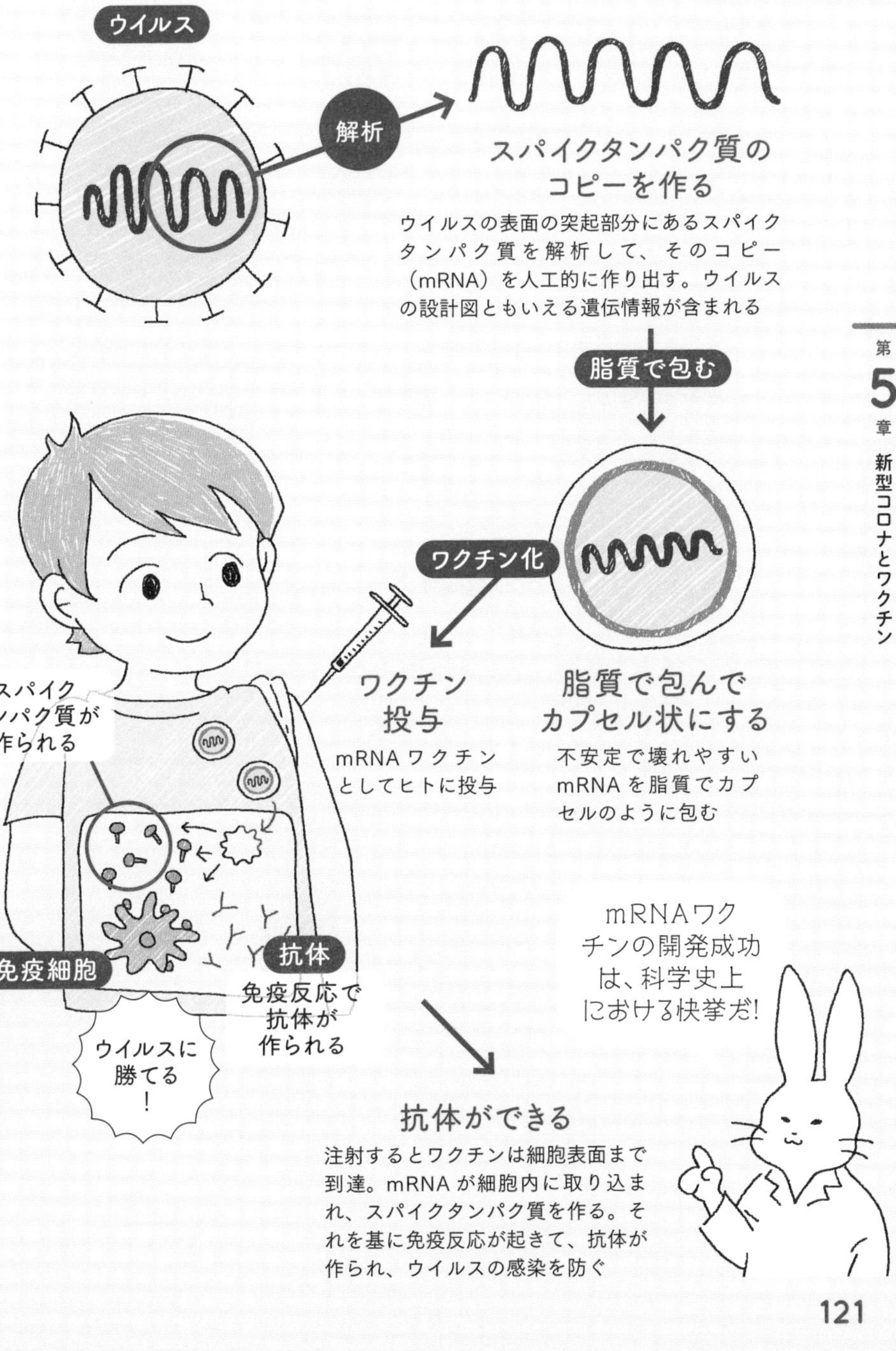

ウイルス
解析
スパイクタンパク質の
コピーを作る
ウイルスの表面の突起部分にあるスパイクタンパク質を解析して、そのコピー（mRNA）を人工的に作り出す。ウイルスの設計図ともいえる遺伝情報が含まれる
脂質で包む
ワクチン化
脂質で包んで
カプセル状にする
不安定で壊れやすいmRNAを脂質でカプセルのように包む
ワクチン
投与
mRNAワクチンとしてヒトに投与
スパイク
タンパク質が
作られる
免疫細胞
抗体
免疫反応で
抗体が
作られる
ウイルスに
勝てる
！
抗体ができる
注射するとワクチンは細胞表面まで到達。mRNAが細胞内に取り込まれ、スパイクタンパク質を作る。それを基に免疫反応が起きて、抗体が作られ、ウイルスの感染を防ぐ
mRNAワクチンの開発成功は、科学史上における快挙だ！

53 大きく進歩した核酸ワクチン DNAワクチンもあと一歩

開発が進むDNAワクチン

DNA（デオキシリボ核酸）やRNA（リボ核酸）を総称して「核酸」といいますが、新型コロナウイルスワクチンの開発競争では、**「核酸ワクチン」の研究が大きく進歩しました**。mRNAワクチンはすでに多くの国で承認され、接種が進められています。一方で、DNAワクチンの研究開発に取り組んでいる研究機関や企業もあります。新型コロナウイルス以外の病原体に対しても、完成したDNAワクチンはありません。

スパイクタンパク質のDNAを組み込んで投与

DNAワクチンでは、**大腸菌などの細菌に存在するプラスミドという環状DNAに、新型コロナウイルスのスパイクタンパク質のDNAを組み込む**という方法をとっています。このプラスミドDNAは、mRNAに比べるとずっと安定しているので、そのままヒトに投与することができます。このDNAを基にヒトの体内でスパイクタンパク質が作られ、免疫反応を引き起こすのです。

DNAはmRNAに比べると安定しているので、mRNAワクチンのような厳格な温度管理を必要としません。

DNAワクチンの仕組み

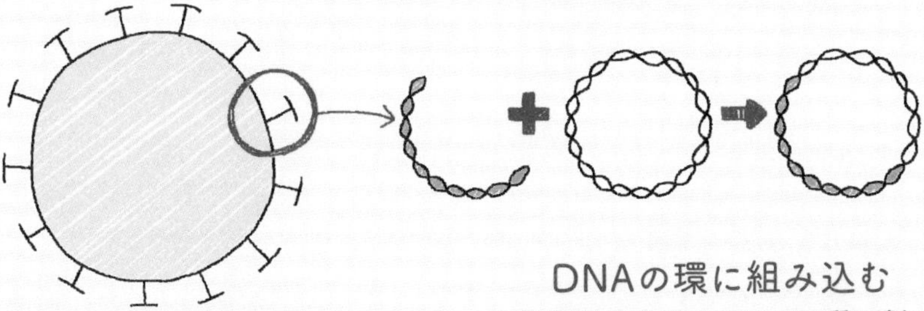

スパイクタンパク質のコピー

ウイルスの表面の突起部分（スパイクタンパク質）を解析して、その遺伝情報を取り出す

DNAの環に組み込む

取り出したスパイクタンパク質の遺伝情報を、プラスミドという環状のDNAに組み込む。ウイルスの設計図ともいえる遺伝情報が含まれる

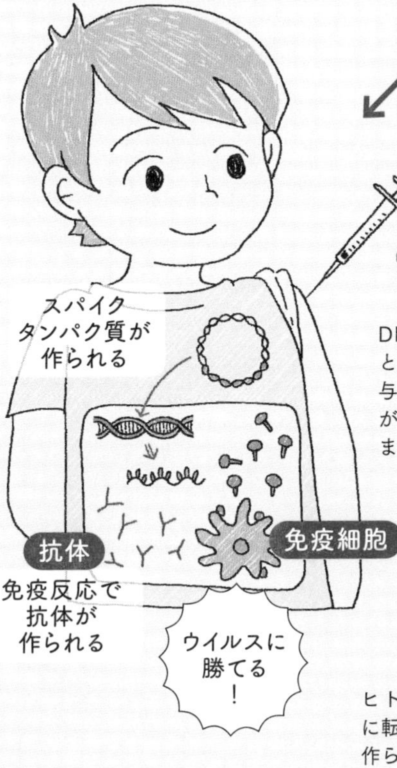
ワクチン化
スパイクタンパク質が作られる
抗体
免疫細胞
免疫反応で抗体が作られる
ウイルスに勝てる！

ワクチン投与

DNAワクチンとしてヒトに投与。プラスミドがヒトの細胞内まで運ばれる

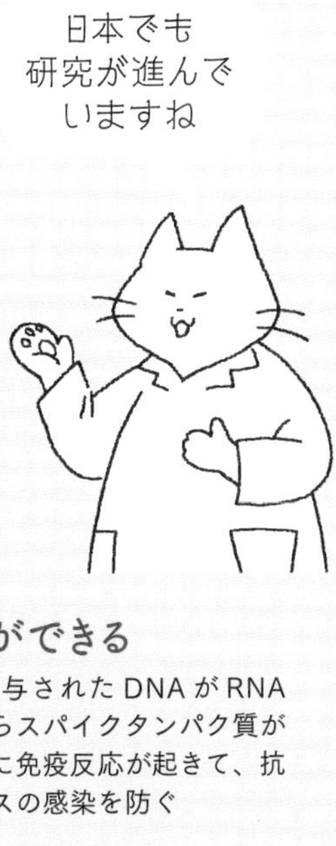
日本でも研究が進んでいますね

抗体ができる

ヒトの細胞内で、投与されたDNAがRNAに転写され、そこからスパイクタンパク質が作られる。それを基に免疫反応が起きて、抗体が作られ、ウイルスの感染を防ぐ

54 開発競争では後れをとった国産ワクチンの行方

いくつものワクチンが臨床試験を実施

日本のワクチンの開発が、世界の最先端から遅れたことは事実です。ただ、**遅れてはいますが、日本の製薬企業や研究機関もワクチン開発に取り組んできました**。これまで、第一三共社と東京大学医科学研究所がmRNAワクチン、シオノギ製薬社とUMNファーマがコンポーネントワクチン、KMバイオロジクス社が不活化ワクチン、IDファーマ社と国立感染症研究所がウイルスベクターワクチン、VLPセラピューティクス・ジャパン社がレプリコンワクチン、そしてアンジェス社と大阪大学がDNAワクチンの開発に取り組んできました。

世界最先端のワクチン開発

開発の速さでは世界のトップに後れをとりましたが、技術力の点で著しく劣っているわけではありません。不活化ワクチンやコンポーネントワクチンのような従来タイプのワクチンだけでなく、ウイルスベクターワクチン、mRNAワクチン、DNAワクチンといった最新タイプのワクチンの開発も進められてきました。さらに未来のワクチンともいえるレプリコンワクチン（P138参照）の開発に取り組んできたことからも、技術水準の高さがうかがえます。

ただこのままでは、従来のワクチンが効かない変異ウイルスがあらわれて日本で広まった場合や、新しい病原体によるパンデミックが起きた場合に、また他国で開発されたワクチンに頼らざるを得ません。

国の安全保障の観点からも、国産ワクチンがあることは重要だといわれています。

国内のコロナワクチンの開発

主な企業・研究機関	ワクチンの種類	技術内容
シオノギ製薬社（UMNファーマ）	組換えタンパクワクチン	抗原タンパク質を遺伝子組み換え技術で作る
武田薬品工業社（ノババックス）	組換えタンパクワクチン（ノババックス社のワクチン技術を移管し、国内で生産及び流通を行う）	
第一三共社	mRNAワクチン	ウイルスの遺伝情報の一部を複製したワクチン遺伝情報を投与、体内でmRNAを介して抗原を発生させて、免疫反応を起こす
エリクサジェン・セラピューティックス社	mRNAワクチン	
アンジェス社	DNAワクチン	ウイルスの遺伝情報の一部を複製したワクチン
KMバイオロジクス	不活化ワクチン	ウイルスを不活化した（感染力をなくした）ワクチン
VLPセラピューティクス・ジャパン	レプリコンワクチン	ウイルスの遺伝情報の一部を複製したワクチン遺伝情報を投与、体内でmRNAを介して抗原を発生させて、免疫反応を起こす

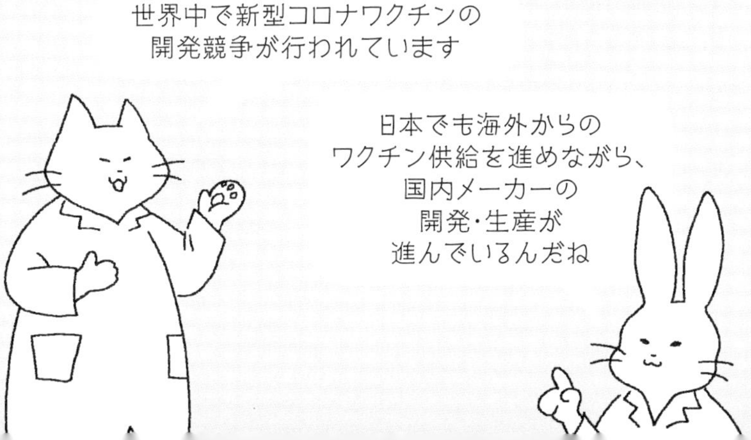
世界中で新型コロナワクチンの
開発競争が行われています
日本でも海外からの
ワクチン供給を進めながら、
国内メーカーの
開発・生産が
進んでいるんだね

55 変異ウイルスに対しても予防効果を発揮する

やや効きにくいものもあるが予防効果は十分

新型コロナウイルスのスパイクタンパク質などが変化した変異ウイルスが登場しました。英国で最初に確認されたアルファ、南アフリカで確認されたベータ、ブラジルで確認されたガンマ、インドで確認されたデルタなどが知られています。**変異ウイルスにワクチンが有効なのかという疑問には、「まず心配なし」と答えることができます。**

現在使われているmRNAワクチンによって作られた抗体は、現状知られているすべての変異ウイルスに対して感染を予防する効果を発揮することがわかっています。**ベータに対しては効果が低下しますが、ワクチンの効果がなくなるわけではないので、大きな心配はありません。**世界に先駆けて接種が進んだイスラエルでも、変異ウイルスを含めて流行は抑えられています。

効かない変異ウイルスが登場しても改良ワクチンで対処

今後、ワクチンが効かない変異ウイルスが現れてくる可能性は、ゼロではありませんが、かなり低いといっていいでしょう。**スパイクタンパク質は、大きく変化するとヒトの細胞の受容体に結合できないため、限られた範囲内でしか変異は起きません。**そのため、ワクチンがまったく効かない変異ウイルスが生まれてくる可能性は低いのです。

もしそういった変異ウイルスが生まれても、それに合わせた改良型ワクチンを追加接種するという方法でのり切れます。そうしたことが容易にできるのも、mRNAワクチンの優れた点だといえます。

ワクチンが効かない変異ウイルスの現れる可能性がきわめて低い理由

❶ ウイルスの感染

ウイルスのスパイクタンパク質は、細胞にある受容体（ACE2）と結合することで、細胞内に入り感染する

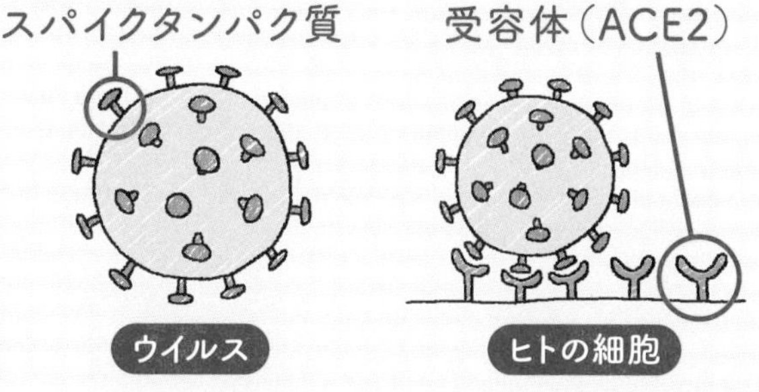

スパイクタンパク質
受容体（ACE2）
ウイルス
ヒトの細胞

❷ ワクチン接種

ワクチンにより作られた抗体は、スパイクタンパク質に結合することで、ウイルスの感染を邪魔する

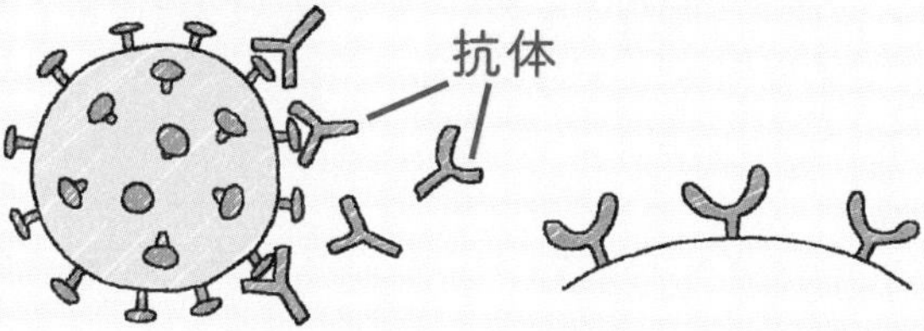

抗体

❸ 抗体に結合できず

スパイクタンパク質に変異が起きて（形が変わってしまい）、抗体が結合できなくなる。そのため、ウイルスの感染を邪魔することができない。免疫から逃れることができるのだが……

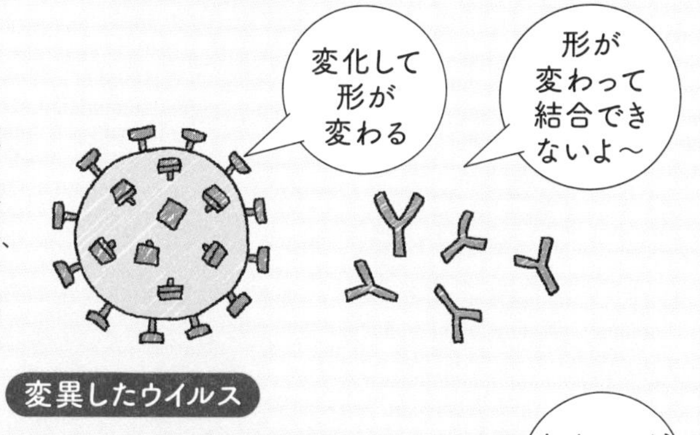

変化して形が変わる
形が変わって結合できないよ〜
変異したウイルス

❹ 細胞にも結合できない

抗体が結合できないくらいスパイクタンパク質の形が変わってしまったウイルスは、細胞の受容体（ACE2）にも結合できない。つまり感染できず、このような変異は生き残れない

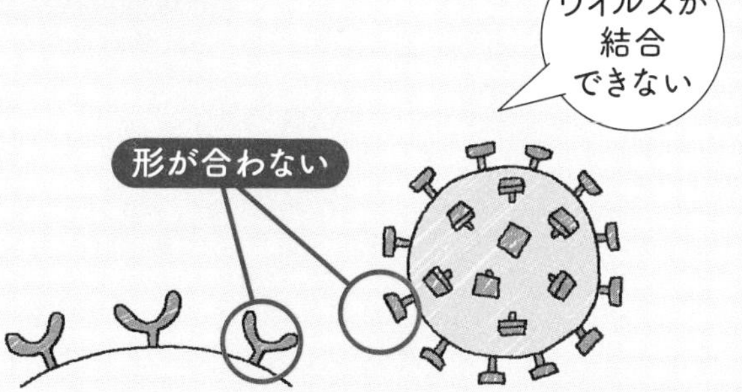

ウイルスが結合できない
形が合わない

まとめ

① 新型コロナウイルスは、SARS、MERS、ふつうの風邪を起こすコロナウイルスの仲間。

② 抗原タンパク質の「設計図」を体内に送り込む新しいワクチンが登場した。

③ 通常は何年もかかるワクチン開発だが、新型コロナウイルスワクチンは1年かからずに完成。

④ 重い副反応のアナフィラキシーは100万人にわずか数人で、起きても適切な処置ですぐ回復。

⑤ ウイルスベクターワクチンは、無害のウイルスを運び屋にして細胞内にDNAを送り込む。

⑥ mRNAワクチンは、抗原タンパク質の設計図のコピーを脂質のカプセルに入れたもの。

⑦ 遅れはしたものの、日本国内でも新型コロナウイルスワクチンの開発が進められてきた。

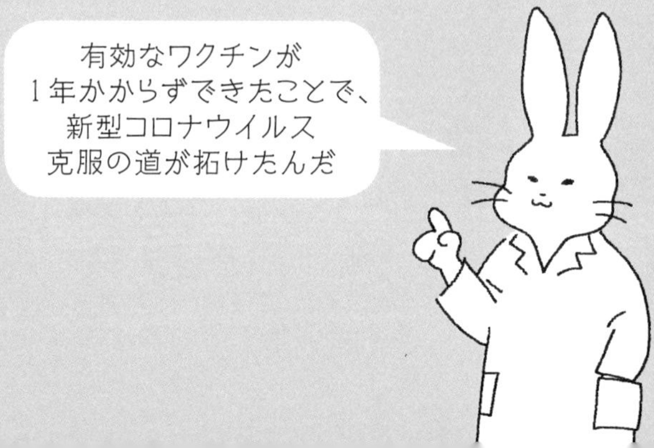
有効なワクチンが
1年かからずできたことで、
新型コロナウイルス
克服の道が拓けたんだ

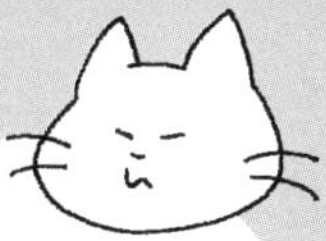

第6章

未来のワクチン

56 進歩したワクチン技術 未来のワクチンはどうなる？

パンデミックがもたらしたワクチンの急激な進歩

新型コロナウイルスによるパンデミックで、ワクチンは著しい進歩を遂げました。**わずか１年という短期間で新型コロナウイルスワクチンが完成**したのも驚きでしたが、mRNA ワクチンやウイルスベクターワクチンなど、**新しいタイプのワクチンが登場し、有効性でも安全性でも申し分のない成績を残している**のも驚きです。

この大きな前進によって、未来が大きく切り拓かれたといってもいいでしょう。新しい技術を取り入れることで、これまでになかったようなワクチンが登場してくることが考えられます。

急速に進むワクチン開発

従来の開発の進み方

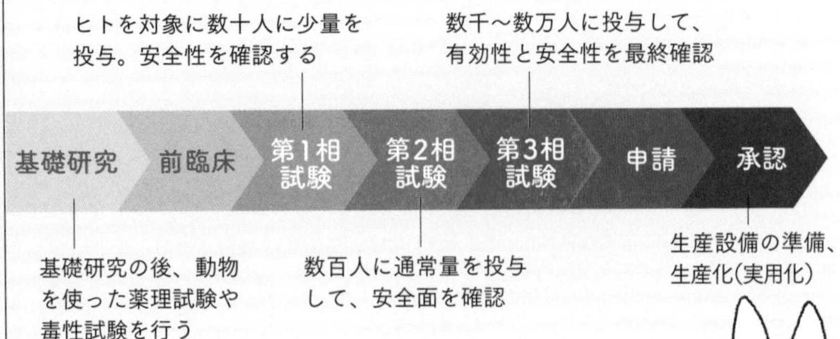

10〜12年
ヒトを対象に数十人に少量を投与。安全性を確認する
数千〜数万人に投与して、有効性と安全性を最終確認
基礎研究
前臨床
第1相試験
第2相試験
第3相試験
申請
承認
基礎研究の後、動物を使った薬理試験や毒性試験を行う
数百人に通常量を投与して、安全面を確認
生産設備の準備、生産化(実用化)

従来の開発では、安全性、投与量、効果、評価、審査、承認を順に行うため、長い年月が必要だった

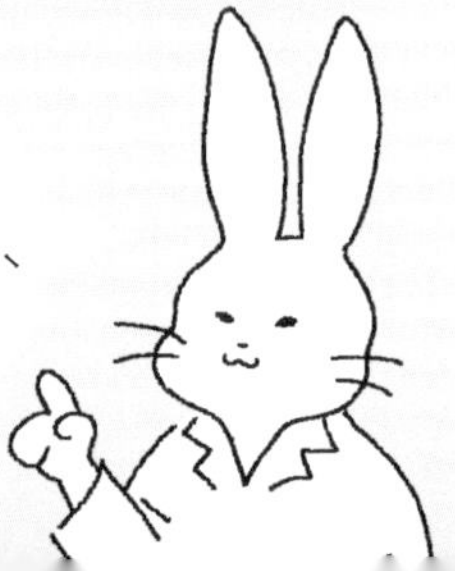

世界が必要とするワクチンや最先端技術のワクチン

期待したいのは、**患者数が多いのに有効なワクチンがない感染症に対するワクチンの開発**です。実現すれば、多くの命を救うことにつながります。身近なところでは、インフルエンザワクチンをもっと効くようにしてほしい、という期待もあるでしょう。

新型コロナウイルスワクチンとして研究開発が進むレプリコンワクチンには、最先端技術として大きな期待がかけられています。癌の免疫療法でも、新しい癌ワクチンの研究が進んでいます。また、未来のワクチンは注射で接種するとは限りません。注射以外のワクチンも続々と登場してくるでしょう。

→1年という短期間 MEMO

開発が速く進んだ理由は、決して試験の簡略化ではない。遺伝子工学などの新しいテクノロジー、科学技術の進歩と経験の蓄積、人材や資本の大量投入、パンデミック下での社会的要請があったからこそだ。

新型コロナでの開発の進み方

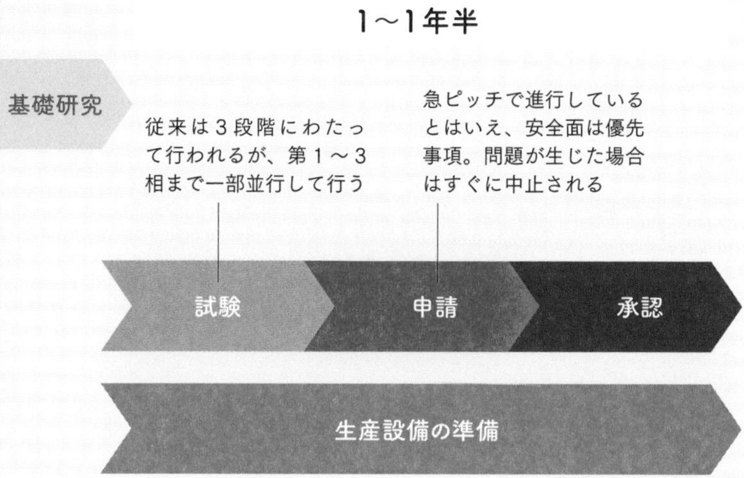
1〜1年半
基礎研究
従来は３段階にわたって行われるが、第１〜３相まで一部並行して行う
急ピッチで進行しているとはいえ、安全面は優先事項。問題が生じた場合はすぐに中止される
試験
申請
承認
生産設備の準備

新型コロナウイルスワクチンの開発では、
臨床試験と同時に生産体制も構築、国の審査も
緊急承認という、異例のスピード対応です

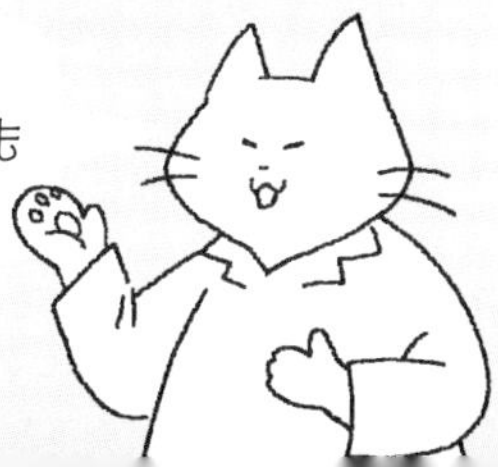

57 世界の3大感染症を抑え込むワクチン

マラリア、結核、HIV感染症が3大感染症

未来のワクチンに期待したいことはいろいろありますが、その1つが、患者数が多いのに有効なワクチンがない感染症に対して、よく効くワクチンが開発されることです。

現在、**「世界の3大感染症」と呼ばれているのは、マラリア、結核、HIV（ヒト免疫不全ウイルス）感染症**の3つです。日本にいるとこの3つの病気にかかる危険性はそれほど高くはありませんが、**世界に目を向けると、非常に多くの人が感染し、死亡しています**。十分な医療が受けられず、命を落としてしまう人たちもたくさんいるのです。

よく効くワクチンの登場が期待されている

そこで求められているのが、これらの感染症に対するワクチンが開発されることです。**マラリアとHIV感染症にはよく効くワクチンがありません。結核にはBCGというワクチンがありますが、病気にかかるのを予防する効果はあまり高くありません**。もっとよく効く新しいワクチンの登場が望まれているのです。

ワクチンの開発がこれまで進んでこなかったのは、先進国での需要が大きくないことも関係していたと考えられます。しかし、3大感染症は現在でも世界中の多くの人々の脅威になっています。近い将来、優れたワクチンが登場してくることが期待されています。

MEMO

→ HIV（ヒト免疫不全ウイルス）

ヒトの免疫細胞に感染して破壊するウイルス。最終的に後天性免疫不全症候群（AIDS＝エイズ）を発症させる。

感染者数の地域別の割合

マラリア

アフリカが断トツ。他にアジア、オセアニア、中南米の熱帯・亜熱帯地域で流行。感染者数も、感染による死亡者数もとても多い

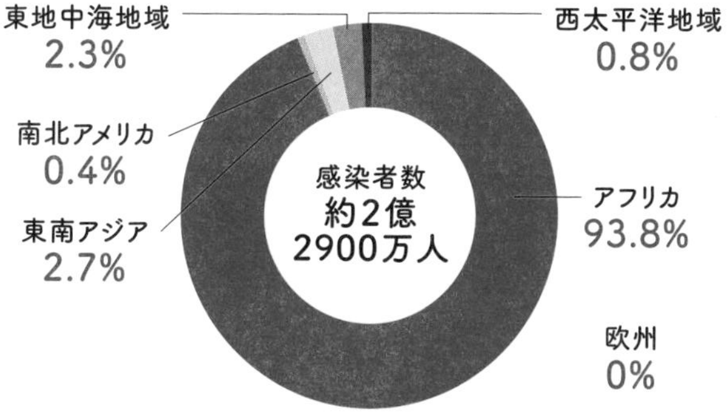
東地中海地域
2.3%
西太平洋地域
0.8%
南北アメリカ
0.4%
感染者数
約2億
2900万人
アフリカ
93.8%
東南アジア
2.7%
欧州
0%

結核

世界中で発生しているが、特にアジアとアフリカで全体の3分の2以上を占めている

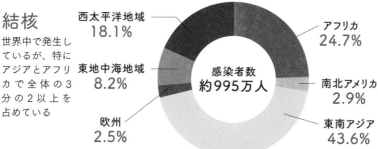

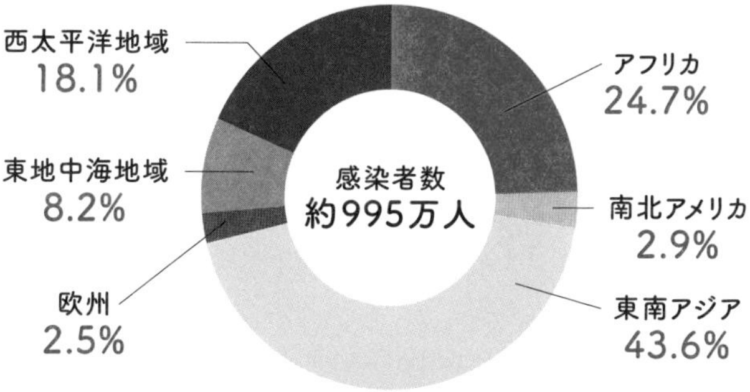
西太平洋地域
18.1%
アフリカ
24.7%
東地中海地域
8.2%
感染者数
約995万人
南北アメリカ
2.9%
欧州
2.5%
東南アジア
43.6%

HIV感染症

サハラ砂漠以南のアフリカ、ロシア、アジア、ラテンアメリカとカリブ諸国で流行している

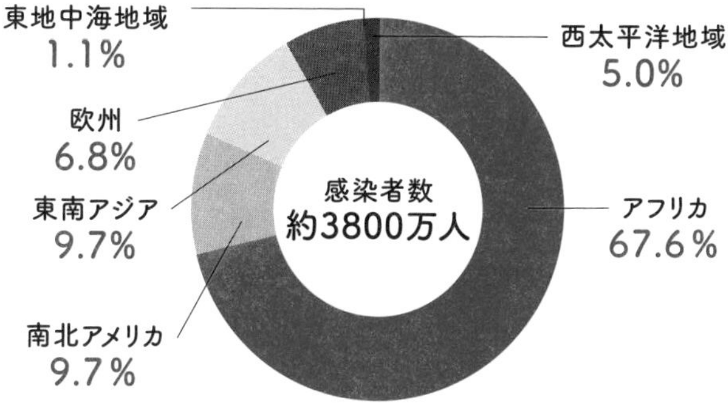
東地中海地域
1.1%
西太平洋地域
5.0%
欧州
6.8%
東南アジア
9.7%
感染者数
約3800万人
アフリカ
67.6%
南北アメリカ
9.7%

3大感染症と呼ばれるマラリア、結核、HIV感染症によって、毎年250万人の命が奪われているんです

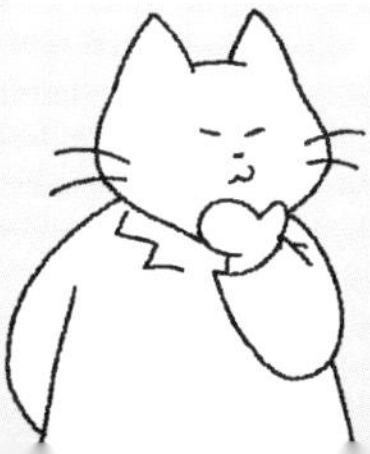

新型コロナウイルスワクチンの開発と同じように、有効なワクチンが早くできるといいですね

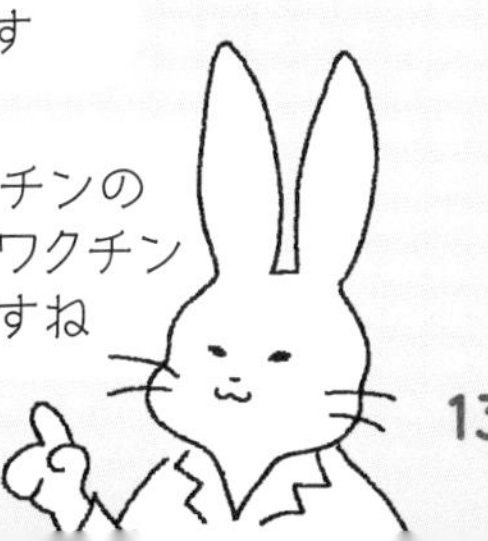

58 新型コロナワクチンの技術を活かした「癌ワクチン」

新型コロナウイルスワクチンの最新技術を応用

癌ワクチン療法では、癌抗原と同じ構造をもつペプチド（タンパク質より小さなアミノ酸の集まり）を、癌ワクチンとして使用してきました。ペプチドを投与すると免疫がそれに反応し、この癌抗原をもつ細胞を攻撃するシステムが体内に整えられるのです。

最近は、新型コロナウイルスワクチンで知られるようになった**mRNA（メッセンジャーRNA）ワクチンの研究も進められています。**癌抗原の設計図であるmRNAを、癌ワクチンとして使用するのです。これを癌患者に投与すると、患者の細胞の中で癌抗原が作られます。これに免疫が反応し、癌細胞を探し出して攻撃するシステムが整えられることになるのです。

すでにmRNA癌ワクチンの臨床試験が進行中

mRNAによる癌ワクチンが実用化するのは、まだしばらく先だろうと考えられていました。しかし、新型コロナウイルスに対するmRNAワクチンの研究開発がかなりのスピードで進み、大きな成功を収めたことによって、癌ワクチンの分野でも、mRNAワクチンの開発が加速するだろうと期待されています。

新型コロナウイルスのmRNAワクチンを開発した**モデルナ社とビオンテック社（ファイザー社と共同開発）は、すでにmRNA癌ワクチンの臨床試験を行っています。**

癌ワクチンの仕組み

ペプチドワクチン

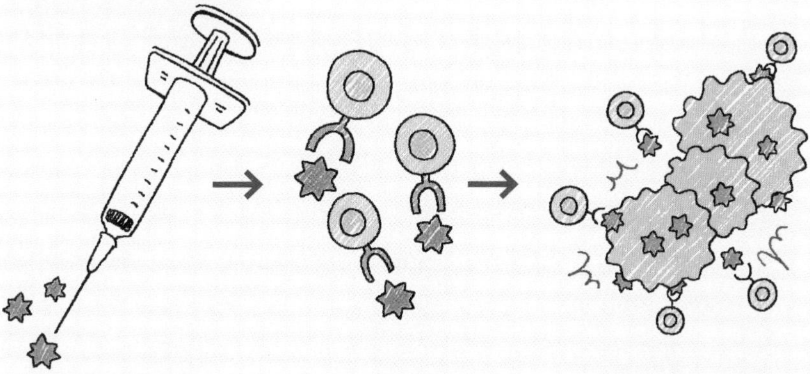

ワクチン注射
人工合成した癌細胞の目印（ペプチド）を注射

リンパ球増加
目印に反応してリンパ球が増加

癌細胞を攻撃
増加したリンパ球が癌細胞を攻撃

mRNAワクチン

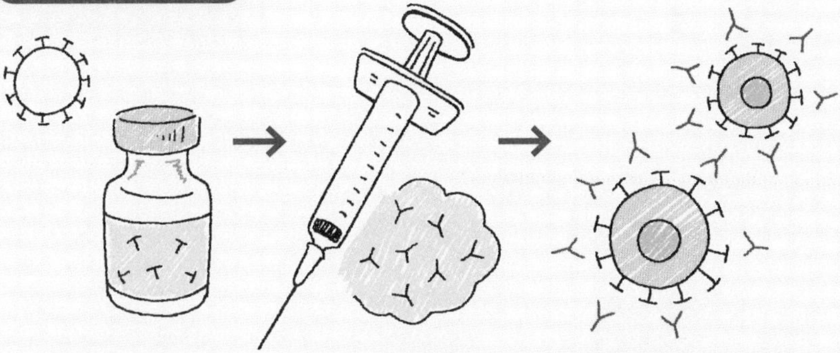

mRNAを合成
癌細胞の一部分を作るタンパク質の設計図（mRNA）を合成し、ワクチンにする

ワクチン注射
ワクチンを注射すると、設計図を基にタンパク質ができて、抗体が作られる

癌細胞を攻撃
活性化した抗体が癌細胞を探し出し、攻撃する

59 劣等生の汚名を返上して進化インフルエンザワクチン

血液中の抗体では粘膜のウイルス増殖を抑えられない

インフルエンザのワクチンを打ったのにかかってしまった、という話は珍しくありません。なぜあまり有効でないのかというと、**インフルエンザのような呼吸器感染症では、ウイルスは鼻や喉の粘膜に付着することで感染し、全身をめぐる血流にはのらないまま、粘膜の細胞などで増殖してしまうことも一因です**。ワクチンによって作られた抗体は、主に血液中に存在していて、ウイルスがいる粘膜にはわずかしか存在しません。そのため、ワクチンで抗体ができても、インフルエンザウイルスが増殖して発症するのを抑え切れないことがあるのです。

鼻の粘膜で抗体を増やすワクチンの研究が進んでいる

日本では年間1000万人もがインフルエンザに感染するのですから、もっとよく効くワクチンの開発を期待したいものです。そのためには、IgAという粘膜専門の抗体を増やせるワクチンを開発する必要があります。その1つの方法として、**点鼻薬で鼻の粘膜にワクチンを接種する「経鼻ワクチン」の研究**が進められています。インフルエンザウイルスが増殖する粘膜で抗体が増えるため、予防効果が高まるのです。

経鼻ワクチンの仕組み

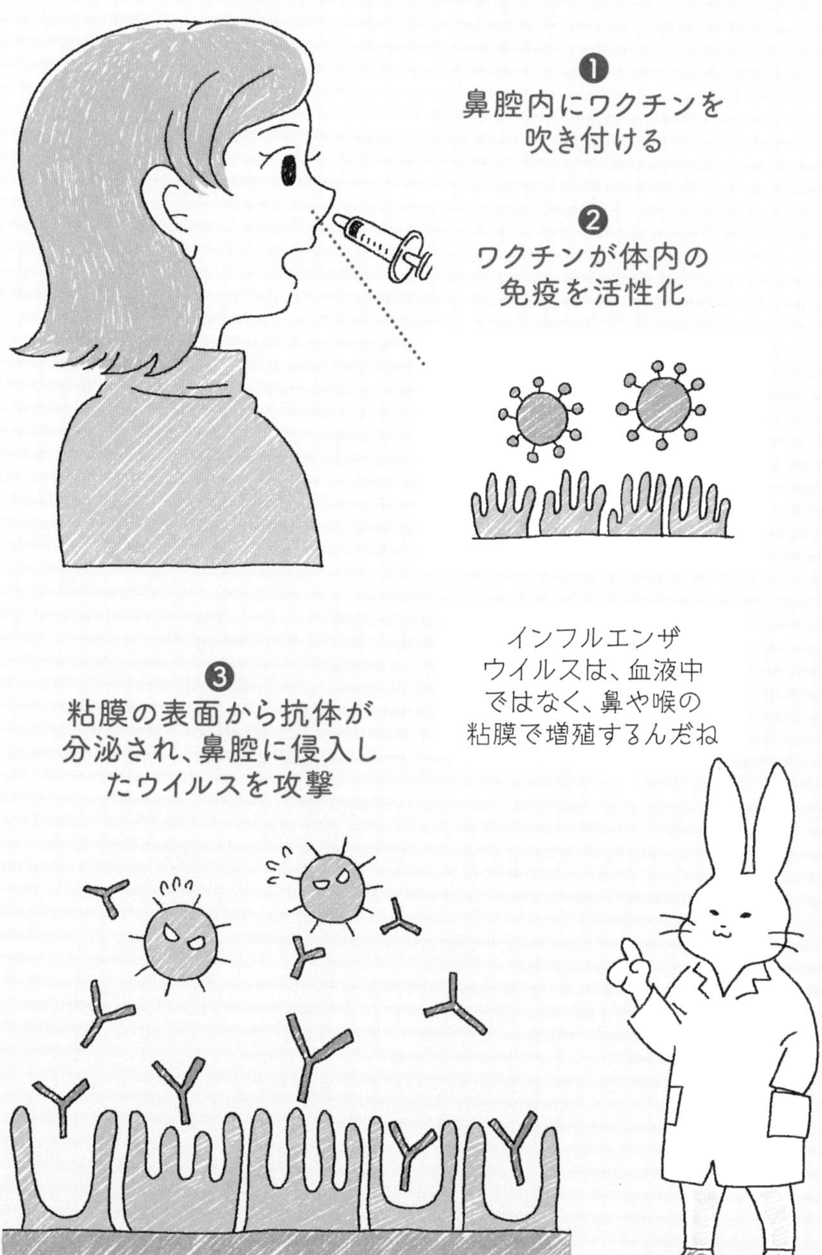
❶
鼻腔内にワクチンを
吹き付ける
❷
ワクチンが体内の
免疫を活性化
❸
粘膜の表面から抗体が
分泌され、鼻腔に侵入し
たウイルスを攻撃
インフルエンザ
ウイルスは、血液中
ではなく、鼻や喉の
粘膜で増殖するんだね

60 mRNAワクチンの先を行くレプリコンワクチン

mRNAがヒトの細胞内で自ら増殖する

mRNA ワクチンは現在における最先端のワクチンですが、その先を行くのが「レプリコンワクチン」です。正確には「セルフアンプリファイング mRNA ワクチン」といいます。自ら増殖する mRNA を使ったワクチンという意味です。mRNA ワクチンはヒトの細胞内に入ると抗原タンパク質を作り始めます。これに対し、**レプリコンワクチンの自ら増殖する mRNA がヒトの細胞内に入ると、RNA を増やすタンパク質をまず作るのです**。それにより、mRNA がどんどん増殖していきます。

少量でいいので短期間でワクチンを作れる

レプリコンワクチンでは、接種された **mRNA が膨大な数に増え、それが抗原タンパク質を作り始めます**。したがって、ごくわずかの mRNA を投与するだけで、ワクチンの効果を発揮することができます。1 億 2000 万人の日本人全員分のワクチンを作るのには、レプリコンの粒子が 125 g くらいあればできます。ちなみにm RNA ワクチンの場合は、同じ 125 g で 60 万人分くらいしか作れません。少なくていいので、ワクチン製造にかかる時間も短くなります。世界的なパンデミックが起きた場合、レプリコンワクチンの技術があれば、多くの人に接種できるワクチンを短期間で作ることができます。

→レプリコンワクチン MEMO

開発しているのは VLP セラピューティクス・ジャパン社。2013 年に日本人が作った製薬ベンチャー企業。本社は米国。次世代の日本産ワクチンの開発に取り組んでいる。

レプリコンワクチンの仕組み

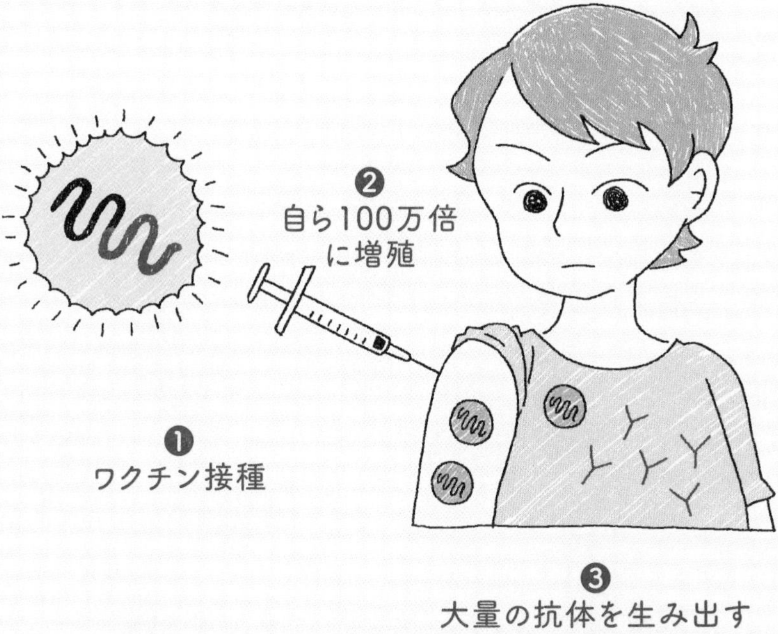

❷
自ら100万倍
に増殖
❶
ワクチン接種
❸
大量の抗体を生み出す

mRNAワクチンは、人工的に合成したRNAをワクチンにして、ヒトに投与する。対してレプリコンワクチンは、ヒトの細胞内でRNAが自ら増殖するためのタンパク質を作る。増殖したRNAから抗原タンパク質が作り出され、そこから抗体ができる。

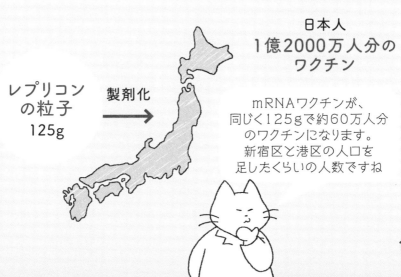

日本人
1億2000万人分の
ワクチン
レプリコン
の粒子
125g
製剤化
mRNAワクチンが、
同じく125gで約60万人分
のワクチンになります。
新宿区と港区の人口を
足したくらいの人数ですね

61 注射以外の方法で投与するワクチンがもっと登場する

注射するのが当たり前ではなくなる

ワクチンの多くは注射で接種します。しかし**将来的には注射以外の方法で接種するワクチンが増えてくる**と考えられています。もちろん、現在も注射以外の方法で接種しているワクチンもあります。たとえば、ロタウイルスのワクチンは飲むワクチンです。ロタウイルスは腸管に感染するので、注射して血液中の抗体が増えても十分な効果が期待できません。そこで、経口投与するワクチンになっているのです。効果を引き出すために、注射以外の方法で投与するワクチンが開発される可能性があります。

注射せずにワクチンを皮内に投与する新技術

鼻の中にスプレーする経鼻ワクチンも使われるようになるでしょう。特にインフルエンザなど呼吸器感染症のワクチンとして、期待されています。

日本で開発が進む新型コロナウイルスのDNAワクチンでは、**注射針を使わずにワクチンを皮内投与する特殊な器具も開発**されています。薬液を高速で皮膚に当てることにより、皮膚の浅い部分にワクチンを投与するのです。皮内は筋肉より免疫細胞が多いので、より少量のワクチンで効果が出ると考えられています。

➔注射は痛い MEMO

注射針で刺されたときの痛みが苦手で、注射を嫌う人も少なくない。そこで日本のメーカーが開発したのが痛くない注射針。痛みを感じにくくなるほど、極限まで細くした針の細さは0.18ミリ。インスリンを打つ子どもたちのために考えられた。

ワクチン接種の方法

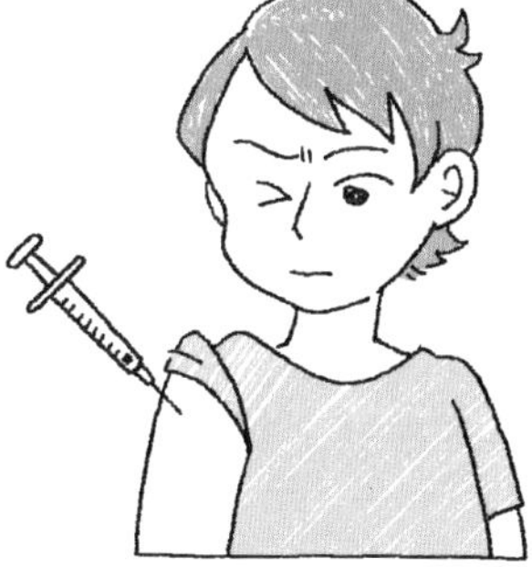

注射による
ワクチン

注射針を腕などに刺してワクチンを打つ。痛みをともなう

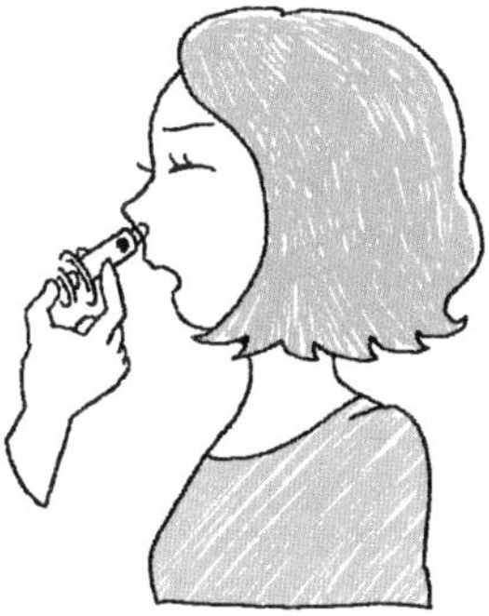

経鼻
ワクチン

鼻の穴の中にワクチンを吹き付ける。痛みなし

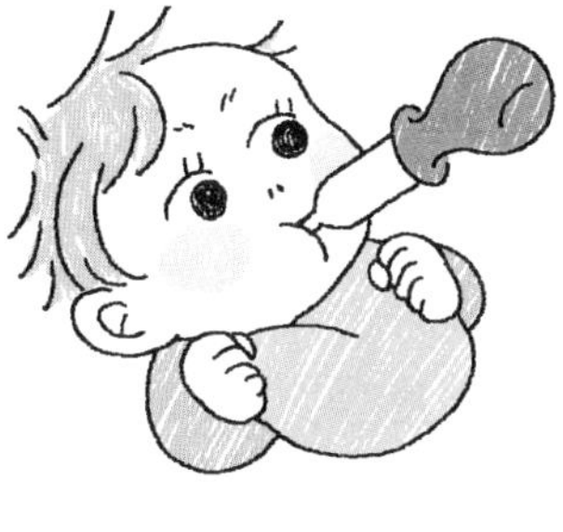

経口
ワクチン

口からワクチンを入れて、腸管にワクチンを浸透させる。痛みなし

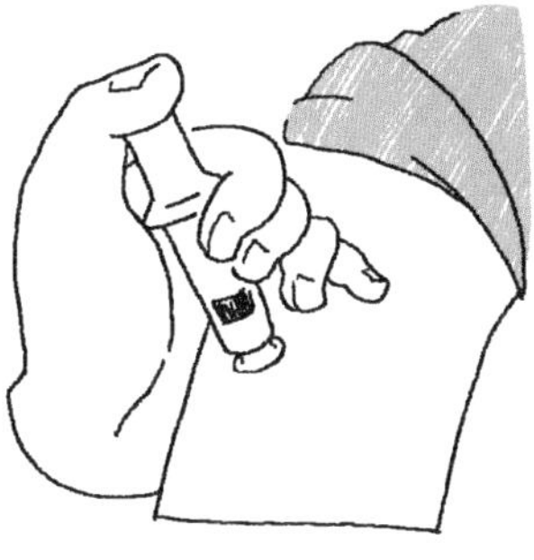

皮内投与
ワクチン

皮膚の表面から 2mm 以内（皮内）にワクチンを噴射して送り込む

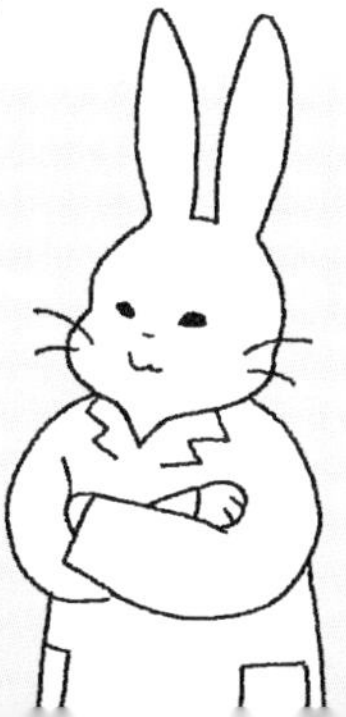
貼るだけで投与できる
「パッチ型ワクチン」の
開発も進んでいるんだ

第6章 未来のワクチン

まとめ

① 新型コロナウイルスによるパンデミックによって、ワクチン技術は飛躍的に進歩した。

② 多くの人が感染し死亡している世界の3大感染症。ワクチンの開発が期待されている。

③ 新型コロナワクチンで成功したmRNAの技術を活かし、癌ワクチンの開発が進んでいる。

④ あまり効かない印象のあるインフルエンザワクチンが、よく効くワクチンに進化しそう。

⑤ 体内に入ってから増殖するレプリコンワクチンなら、膨大な回数分のワクチンを短期間で作れる。

⑥ 口から、鼻から、皮膚から投与。注射しなくてもよいワクチンが登場してきそう。

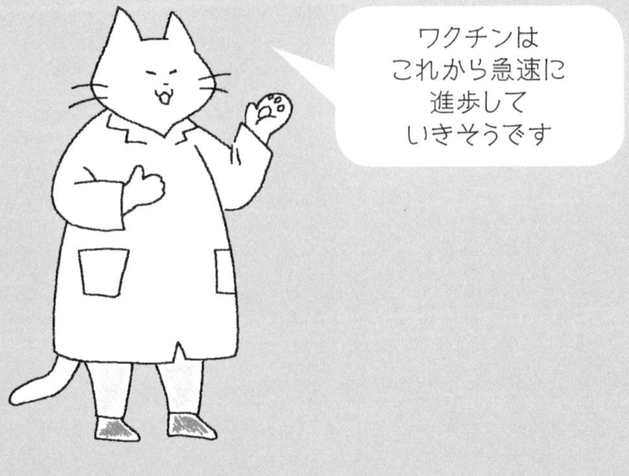
ワクチンは
これから急速に
進歩して
いきそうです

おわりに

本書では、ワクチンの開発の歴史や仕組みなどから基本を一通り理解していただけると考えています。

ワクチンの発明以前には、感染症の予防は難しく、ひとたび流行が起これば人同士の接触を減らすこと以外の手段は限られていました。新型コロナウイルス感染症でも、ワクチン登場までは同じ状況でした。

ワクチンは科学的な裏付けのある、効果的で安全な医薬品ですが、問題なく開発され使用されてきたわけではありません。不幸な事故もあり、解明されていない科学的事項も多くあります。しかし、多くの人の命を救ってきた大発明であることも明らかです。

今後も人類が感染症と向き合わなくてはならない時期が必ずやってきますし、意識していないだけで私たちは多くの感染症に接しています。さらに将来的にはワクチンは癌の治療などにも使われるようになるでしょう。ますます重要になり、それにともなって知ることも大切になると考えています。

さらに興味をもっていただき、実は身近なワクチンを含む予防医学や、公衆衛生についても考えていただければ幸いです。

峰 宗太郎

峰 宗太郎（みね・そうたろう）

1981年、京都府生まれ神奈川県育ち。京都大学薬学部総合薬学科、名古屋大学医学部医学科卒業、東京大学大学院医学系研究科修了。国立国際医療研究センター病院、国立感染症研究所等を経て、2018年より米国立研究機関博士研究員。国内外で得たスタンダードな医療知見のもと、SNSやブログで正しい医療情報を発信している。医師（病理専門医）、薬剤師、博士（医学）。専門は病理学（血液悪性腫瘍・感染症の病理診断）、ウイルス学、免疫学。予防医療普及協会顧問。著書に『新型コロナとワクチン　知らないと不都合な真実』（日経プレミアシリーズ）など。

執筆協力　水城昭彦
本文デザイン　萩原 睦（志岐デザイン事務所）
本文イラスト　角 一葉
カバーデザイン　萩原 睦（志岐デザイン事務所）
カバーイラスト　角 一葉
編集協力　松尾里央、岸 正章、染谷智美（ナイスク）https://naisg.com
校正協力　株式会社聚珍社

しっかりわかる
ワクチンと免疫の基礎知識

監修者　峰 宗太郎
発行者　池田士文
印刷所　萩原印刷株式会社
製本所　萩原印刷株式会社
発行所　株式会社池田書店
〒162-0851
東京都新宿区弁天町43番地
電話 03-3267-6821（代）
FAX 03-3235-6672

落丁・乱丁はお取り替えいたします。

ISBN 978-4-262-12370-7

[本書内容に関するお問い合わせ]
書名、該当ページを明記の上、郵送、FAX、または当社ホームページお問い合わせフォームからお送りください。なお回答にはお時間がかかる場合がございます。電話によるお問い合わせはお受けしておりません。また本書内容以外のご質問などにもお答えできませんので、あらかじめご了承ください。本書のご感想についても、弊社HPフォームよりお寄せください。
[お問い合わせ・ご感想フォーム]
当社ホームページから
https://www.ikedashoten.co.jp/

21014007